大学教養講義

健康・スポーツの
栄養学

管理栄養士
山内 有信 Yamauchi Arinobu

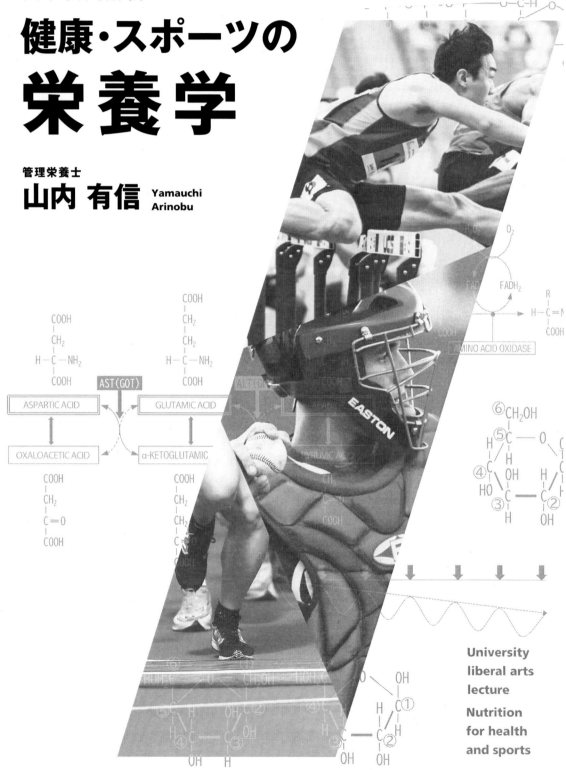

University
liberal arts
lecture

Nutrition
for health
and sports

三恵社

前書き

　超高齢社会を迎えたわが国では，人人生 100 年時代を見据えた経済社会システムを創り上げるための政策のグランドデザインを検討する会議が設置されました。その会議の中間報告には，『人生 100 年時代に，高齢者から若者まで，全ての国民に活躍の場があり，全ての人が元気に活躍し続けられる社会，安心して暮らすことのできる社会をつくることが重要な課題』となっていることが記されています。そのためには，健康なからだをつくり，維持していくことが不可欠といえます。

　健康なからだをつくり，維持するための方法として運動・スポーツがが挙げられます。スポーツとは，「遊びの性格をもち，他人との競争もしくは自己との闘いという形態をとるすべての身体活動」と国際スポーツ科学体育学会連合によって定義されており，日本では，2011 年に「スポーツ基本法」が制定され，その前文において「スポーツは世界共通の人類の文化である。スポーツは，心身の健全な発達，健康及び体力の保持増進，精神的な充足感の獲得，自律心その他の精神の涵養等のために個人または集団で行われる運動競技その他の身体活動であり，今日，国民が生涯にわたり心身ともに健康で文化的な生活を営む上で不可欠のものとなっている」としています。つまり，スポーツは，人格形成や地域社会の活性化を通じて心身の健康に重要な役割を果たすことで健康長寿の実現に向けて不可欠です。しかし，運動・スポーツを実施するためはもちろんのこと，運動・スポーツを行うためのからだをつくるためには，栄養素の働きを理解し，正しく摂取する必要があります。

　本書は，大学における教養科目での利用を想定しています。ただ，正しい食事摂取を考えるためにはどうしても生理学・生化学的な栄養代謝について触れざるを得ないため，とくに栄養を専門としない学生にとってはやや踏み込んだ専門的内容になっているかもしれません。しかし，少しでも理解して，これからの健康づくりのための運動や，大学における競技スポーツセンスとして活用していただければ幸いです。

　最後になりますが，本書は著者 1 人で作成した関係により，十分な誤植等の確認ができていない可能性があり，皆様にはご迷惑をおかけするかもしれませんことをあらかじめお詫び申し上げます。

2023 年 10 月

山内　有信

目　　次

Ⅰ．運動・スポーツと栄養への導入

Ⅰ．1　我が国の高齢化問題

A．高齢化と国民生活への影響懸念

　2015 年の世界の総人口は 73 億 8,301 万人であり，2060 年には 102 億 2,260 万人になると見込まれている。このうち世界総人口に占める 65 歳以上の者の割合（高齢化率）は，1950 年の 5.1％から 2015 年には 8.3％に上昇しているが，2060 年には 17.8％にまで上昇するものと見込まれ，今後半世紀で高齢化が急速に進展することが予測されている。これは，科学の発展に伴う平均寿命の延長に伴うものが要因と考えられるが，この高齢化率の推移を経済開発段階地域別にみると，とくに先進地域での高齢化率の急速な進展がみられる（図Ⅰ-1）。

　このような中，先進諸国の高齢化率を比較してみると，日本は 1980 年代までは下位であったが，その後急速に高齢化が進展し，1990 年代にはほぼ中位となり，2005 年には最も高い水準となり，今後も高水準を維持していくことが見込まれている（図Ⅰ-2）。

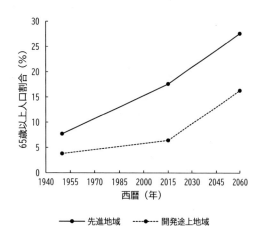

※　先進地域とは，ヨーロッパ，北部アメリカ，日本，オーストラリア及びニュージーランドからなる地域をいう。
　　開発途上地域とは，アフリカ，アジア（日本を除く），中南米，メラネシア，ミクロネシア及びポリネシアからなる地域をいう。

図Ⅰ-1　世界高齢化率推移の経済開発段階地域での比較

資料：UN, World Population Prospects：The 2017 Revision
　　　ただし日本は，2015年までは総務省「国勢調査」
　　　2020年以降は国立社会保障・人口問題研究所「日本の将来推計人口（平成29年推計）」の出生中位・死亡中位仮定による推計結果

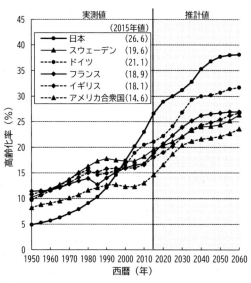

図Ⅰ-2　高齢化率推移の先進諸国での比較

資料：UN, World Population Prospects：The 2017 Revision
　　　ただし日本は，2015年までは総務省「国勢調査」
　　　2020年以降は国立社会保障・人口問題研究所「日本の将来推計人口（平成29年推計）」の出生中位・死亡中位仮定による推計結果

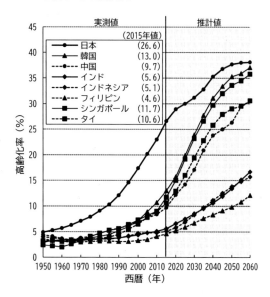

Ⅰ. 運動・スポーツと栄養への導入

　なお，高齢化の速度について，高齢化率が倍増した年数（7%を超えてからその倍の 14%に達するまでの所要年数：倍加年数）を比較すると，フランスが 115 年，スウェーデンが 85 年，アメリカが 72 年と半世紀以上を要しているが，我が国は，1970 年に 7%を超えてから 24 年後の 1994 年には 14%に達した。一方，アジア諸国では，高齢化率 7%を超えたのが 2000 年頃とその他の国々に比べて遅いものの，韓国で 18 年，シンガポールで 20年など，今後我が国を上回るスピードで高齢化が進むことが見込まれている（図 1-3）。いずれにしても，我が国は今後も高齢化率が高水準で進行していくことが予測されていることから，諸外国は高齢化社会に対する施策検討のために我が国の各種対策・施策に注目していると考えられる。

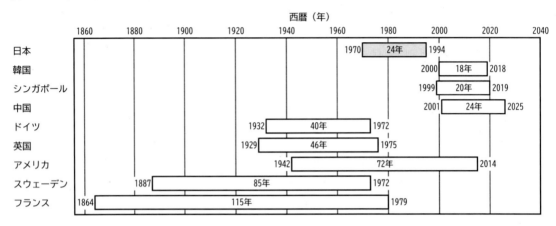

図Ⅰ-3　主要国における高齢化率倍増（7％→14％）に要した年数
　資料：国立社会保障・人口問題研究所「人口統計資料集」（2018年）
　（注）　1950年以前はUN, The Aging of Population and Its Economic and Social Implications　（Population Studies, No. 26, 1956）及び Demographic Yearbook, 1950年以降はUN, World Population Prospects : The 2017 Revision（中位推計）による。
　ただし，日本は総務省統計局「国勢調査」，「人口推計」による。1950年以前は既知年次のデータを基に補間推計したものによる。

　このように日本人が世界一の高齢社会になった理由として考えられる要因は複数あるが，とくに以下の理由による平均寿命の延伸が世界一の高齢社会につながったものと考えられている。

①　医療制度の充実
　「国民皆保険制度」を含めて高齢者に対する医療制度が比較的整備され，医療機関を受診しやすい環境にある。また，高齢者に対する健康診断の制度によって，病気を未然に防いだり，早期発見・早期治療を実行したりすることが可能である。
②　生活保障制度の充実
　年金制度など各種生活保障制度によって，諸外国に比べて高齢者の貧富の差が比較的少なく，劣悪な健康状況を強いられることも無く，等しく長生きすることができる環境にある。
③　学校教育の充実
　教育による国民全体の健康に関する知識や関心の高まりの可能性がある。

　しかし，高齢化問題を考えるにあたっては，総人口や年齢構成割合の変化も並行して考える必要がある。日本の人口は出生率の低下に伴って 2010 年を境に減少を続けているが，2025 年を境にその減少速度が加速すると予測されている。とくに 2025 年の推計では，約 800 万人いる団塊の世代が後期高齢者（75 歳以上）となり，実に国民の 4 人に 1 人が後期高齢者，高齢化率を示す 65 歳以上では 30%を超過するという超高齢化社会を迎える。図Ⅰ-4 に示すように，逆に社会保障の担い手となる労働人口（15〜64 歳）の減少に伴って社会保障費が増大し，

その財源不足が予想されるため、医療・介護分野の整備はもちろんのこと少子化対策が急務となっている。これが、「**2025年問題**」である。

この2025年問題に加えて近年注目されているのが「**2040年問題**」である。これは，第二次ベビーブームに生まれた「団塊ジュニア世代」が65～70歳を迎えることで，2025年よりもさらに高齢化が進むことで起こる問題であり，2040年には高齢者1人を1.5人の労働人口が支えなければならない推計されている。

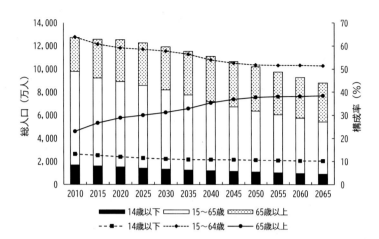

図Ⅰ-4　日本の年齢区分別将来人口推計

　2010年と2015年は総務省「国勢調査」（年齢不詳を除く），2020年以降は国立社会保障・人口問題研究所「日本の将来推計人口（平成29年推計）」の出生中位・死亡中位仮定による推計結果

　実際，図Ⅰ-5に示すように団塊世代が若手現役であった昭和40（1965）年頃から**国民医療費**は年々上昇している。この医療費の背景には，後に記す長期間にわたって治療を要する生活習慣病のような慢性疾患への罹患者増や，医学の進歩に伴う医療高度化・高額化もあるが，それ以外に大きく影響した要因を考慮する必要がある。それは，物価・国民所得の変化である。

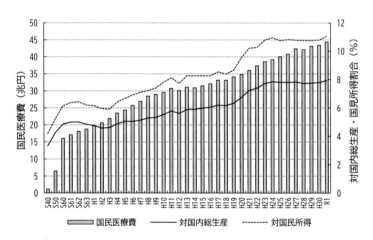

図Ⅰ-5　国民医療費と医療費の国内総生産および国民所得に対する割合の推移

　政府統計データベースから作成
注1）　平成12年4月から介護保険制度が開始されたことに伴い，従来国民医療費の対象となっていた費用のうち介護保険の費用に移行したものがあるが，これらは平成12年度以降，国民医療費に含まれていない。
注2）　国内総生産（GDP）及び国民所得（NI）は，内閣府「国民経済計算」による。

　図Ⅰ-6に示すように，昭和51（1976）年の平均所定内給与額（年額　約132万円）および大卒男性初任給額（約94万円）に比べて，令和元（2019）年には平均所定内給与額（約308万円）および大卒男性初任給額（約213万円）と約2.3倍になっている。そのことを踏まえて，図Ⅰ-6の国民所得に対する医療費の割合をみると，昭和40（1965）年は4.2%であったのに対してほぼ年々割合は上昇し，令和元（2019）年には11.1%と2.6倍に負担が増加している。

I. 運動・スポーツと栄養への導入

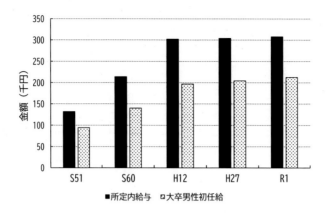

図I-6　所定内給与額と大卒男性初任給の年次比較

政府統計データベースから作成
「所定内給与」とは，決まって支給する給与のうち所定外労働給与以外のものをいう。なお，「所定外給与」（超過労働給与）とは，所定の労働時間を超える労働に対して支給される給与や，休日労働，深夜労働に対して支給される給与のことであり，時間外手当，早朝出勤手当，休日出勤手当，深夜手当等である。

さらに，介護保険制度が平成12（2000）年4月から開始されたことにより，従来国民医療費の対象となっていた費用のうち介護保険の費用に移行したものがあることにも注意が必要である。図I-7に示すように，要支援・要介護認定者数は年々増加しており，それに伴って図I-8に示すように介護給付費も増大していることから，国民への負担増・サービス低下への懸念が強まっている。

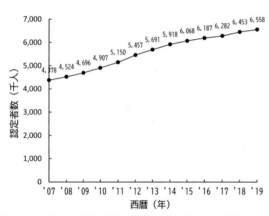

図I-7　65歳以上第1号被保険者の要介護認定者数推移

参考：厚生労働省「介護保険事業状況報告（年報）」
（注）2010年度は東日本大震災により，報告が困難であった福島県の5町1村（広野町，楢葉町，富岡町，川内村，双葉町，新地町）を除いて集計した値

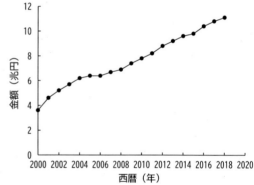

※2015年度までは実績であり，2016〜2018年度は当初予算（案）

図I-8　介護給付費総額の年次推移

参考：内閣府：経済・財政一体改革推進委員会
「第27回　社会保障ワーキング・グループ会議」
資料3-2参考資料2

B．我が国の健康問題と要支援・要介護の原因

図I-9で示すように，1950年代半ば頃までの主要死因は，結核や肺炎といった感染症，いわゆる"うつる病気"が主要であった。これは，医療技術や公衆衛生状況の劣悪さに加えて，低栄養のために感染抵抗力も低かったためと考えられる。しかし，医療の進歩や公衆衛生状況の改善，栄養状態の改善によって急激に低下し，現在では悪性新生物，心疾患，脳卒中（脳梗塞）といった生活習慣病，いわゆる"つくられる病気"が主要である。

- 4 -

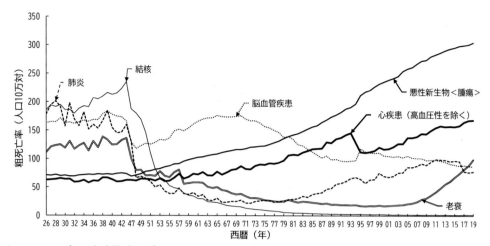

図Ⅰ-9　死因（死因年次推移分類）別にみた粗死亡率（人口10万対）
人口動態統計（確定数）より作成（1944～1946年の統計値は欠損）。

　生活習慣病は，かつては「成人病」と呼ばれていたように，加齢に伴う代謝調節能力の低下（血圧，血糖値，血中コレステロール濃度，中性脂肪濃度の上昇）に生活習慣の歪みが拍車をかけて罹患しやすくなる。つまり，高齢者の中には生活習慣病罹患者や疑われる者も多くいることが想定される。実際，65歳以上の者の死因について，高齢化の影響により老衰の急上昇もみられるが，以前として生活習慣病が上位を占めている（図Ⅰ-10）。

　そして，生活習慣病の多くは発症するのに数年を要する一方で，一度罹患するとその治療期間も長くなるだけでなく，その症状の進行によっては生活動作への支障をきたすような障害を引き起こして要支援・要介護状態に陥る可能性が高くなる。図Ⅰ-11は，平成28（2016）年の国民生活基礎調査による65歳以上の要介護者等の介護が必要となった主な原因である。"脳血管疾患"や"心疾患"はもちろんのこと，"骨折・転倒"のなかには骨粗鬆症も多く含まれていることが予想され，また"関節疾患"の原因の中には肥満による膝関節への負担もあることから，これらも生活習慣病関連と考えると，男女ともに要介護の原因の40%以上が生活習慣病関連といえる。

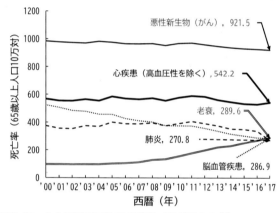

図Ⅰ-10　主な死因別死亡率の推移（65歳以上の者）
内閣府「令和元年版高齢者白書」より
データ資料：人口動態統計（厚生労働省）

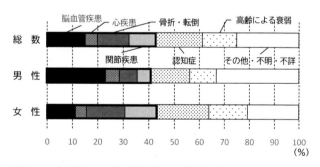

図Ⅰ-11　65歳以上の要介護者等の介護が必要となった主な原因
厚生労働省「国民生活基礎調査（平成28年）」より（熊本県を除く）
太枠で囲まれた原因が，"生活習慣病関連"と見なせる

Ⅰ. 2　健康と体力

　WHO（世界保健機関）の保健憲章前文によると，「健康とは，病気でないとか，弱っていないということではなく，肉体的にも，精神的にも，そして社会的にも，すべてが満たされた状態にあることをいいます。（日本 WHO 協会訳）」と定義されている。

　「すべてが満たされている」とあるが，これについて具体的な水準は満たされていないことから，自覚症状や医学的検査値で異常がない状態であると判断するなど，人によって解釈は様々である。しかも，身体的や精神的にみると，時間や日によって状態は変化するし，加齢に伴って身体所機能は低下する。また，季節変動によっても健康状態は固定したものではない。さらに，身障者のように何らかの身体的障害を持つ人は「健康ではない」と言えるのかという問題も出てくる。したがって，「すべてが満たされている」というのは「諸環境の変化に十分対応できる状態である」と捉えることが適当かもしれない。

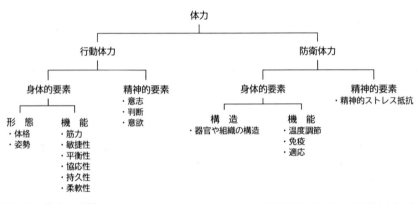

図Ⅰ-12　体力の分類　　　　　　　　　　　猪飼道夫他，体力論，医学書院を参考に作成

　「諸環境の変化への対応」，ひいては健康づくりや生活習慣病の予防のためには，体力が不可欠である。この体力は，**行動体力**と**防衛体力**に分けることができ，それぞれの体力に身体的要素と精神的要素が関与する（図Ⅰ-12）。行動体力は，身体を使って能動的に外部に働きかける活動力であり，走・跳・投などの身体運動の基本動作を行うための能力を示し，体格（身長，体重），筋力，柔軟性，持久性などが含まれる。一方，防衛体力は外部環境の変化やストレスなど対して，内部環境を一定に保つ恒常性（ホメオスタシス）と言える。これら体力を維持・増進するためには，身体諸機能の構築・活用のための土台として，適切な栄養（食事摂取）と運動が必須となることは言うまでもない（図Ⅰ-13）。適切な栄養は，身体組織の構築（素材）だけでなく活動に不可欠となるエネルギーの供給で必須であり，運動は身体機能の維持・増強のための手段として必須となる。高層ビルの建築において，しっかりとした基礎土台，柱や壁が耐震構造，そして揺れを緩和する装置が免震構造として考えると，基礎土台や柱・壁などがしっかりしていないと崩れやすく，麺新装置への負荷が過重となって建物全体の揺れが大きくなりすぎる。これと同じように，栄養や運動といった基礎土台崩れると全体が機能しなくなり，その上に積み重なった各種体力や健康が揺らぎ，最上階の健康の振幅が限界を超えることになる。

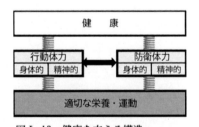

図Ⅰ-13　健康を支える構造

Ⅰ．3 運動・スポーツ緒論

A．運動・スポーツとは

　スポーツとは，「遊びの性格をもち，他人との競争もしくは自己との闘いという形態をとるすべての身体活動」と国際スポーツ科学体育学会連合によって定義されている。また，日本では，2011 年に「スポーツ基本法」が制定され，その前文において「スポーツは世界共通の人類の文化である。スポーツは，<u>心身の健全な発達</u>，<u>健康及び体力の保持増進</u>，<u>精神的な充足感の獲得</u>，<u>自律心その他の精神の涵養</u>等のために個人または集団で行われる運動競技その他の身体活動であり，今日，<u>国民が生涯にわたり心身ともに健康で文化的な生活を営む上で不可欠のものとなっている</u>」とされている。つまり，スポーツは，人格形成や地域社会の活性化を通じて心身の健康に重要な役割を果たすことで健康長寿の実現に向けて不可欠なものであるといえる。

　また，身体活動基準 2013 では，「身体活動とは，安静にしている状態よりも多くのエネルギーを消費するすべての動作を指す」と定義している。ここでいう「**身体活動**」とは，日常の労働や家事，通勤通学などのような「**生活活動**」と，体力の維持・向上を目的として計画的かつ継続的に実施される「**運動**」とに分けられる。

B．身体活動基準 2013

　国民の健康づくりを目的として制定された「**健康日本 21（第二次）**」（表Ⅰ-1）に伴って「**身体活動基準 2013**」も設定された。

表Ⅰ-1　健康づくり対策の流れ

年	施策名	施策内容
1978年～	第一次国民健康づくり対策	・ 健康診断の充実 ・ 市町村保健センターの整備 ・ 保健師・栄養士などマンパワーの確保
1988年～	第二次国民健康づくり対策	・ 運動習慣の普及に重点を置いた対策 　（運動指針の策定，健康増進施設の推進等）
2000年～	21世紀における国民健康づくり運動 「健康日本21」	・ 一次予防の重視 ・ 健康づくり支援のための環境整備 ・ 目標などの設定と評価 ・ 多様な実施主体による連携のとれた効果的な運動の推進
2013～ 2022年	健康日本21（第二次）	・ 健康寿命の延伸と健康格差の縮小 ・ 主要な生活習慣病の発症予防と重症化予防 ・ 社会生活を営むために必要な機能の維持および向上 ・ 健康を支え，守るための社会環境の整備 ・ 食生活，運動，休養，飲酒，喫煙および歯・口腔の健康に関する生活習慣および社会環境の改善

　「身体活動基準 2013」では，表Ⅰ-2 のような健康づくりのための身体活動・運動基準と，表Ⅰ-3 のような全身持久力の基準が示されている。それぞれ，年齢区分を 3 つに分けて示しているが，実際に個々人に適用する場合は，個人差等も考慮して柔軟な対応が必要である。なお，「身体活動基準 2013」では，身体活動の基準として「3 メッツ以上の強度」の身体活動の量（メッツ・時/週）が定められているが，どのようなよう度の身体活動がこれに該当するかについては，「健康づくりのための運動基準 2006」に例示されたもの（表Ⅰ-4）を参考にすると良い。

　さらに，「身体活動基準 2013」に基づいて，安全で有効な運動を広く国民に普及させることを目的とした健康づくりのための身体活動指針のガイドライン「**アクティブガイド**」が示されている。このアクティブガイドでは，「+10（プラス・テン：10 分加算）で健康寿命を延ばしましょう」を掲げて，身体活動増かの普及を図ろうとしている（図Ⅰ-14 左）。国立健康・栄養研究所によって実施されたメタ解析によると，+10 によって「死亡リスクを 2.8%」「生活習慣病発症を 3.6%」「ガン発症を 3.2%」「ロコモ・認知症の発症を 8.8%」低下させ，減量効果

として＋10を1年間継続することで1.5～2.0 kg減の効果が期待できることが示されている。なお，アクティブガイドは，身体活動状況や運動習慣に応じた取り組み段階として，「1. 気づく」「2. 始める」「3. 達成する」「4. つながる」の4段階を示すことで身体活動や運動を増やすための気付きと行動変容に導くための工夫がされている（図Ｉ-14右）。

表Ｉ-2　健康づくりのための身体活動・運動量の基準

血糖・血圧・脂質に関する状況		身体活動（＝生活活動＋運動）		運動		体力（うち全身持久力）
健診結果が基準範囲内	65歳以上	強度を問わず，身体活動を毎日40分（＝10メッツ・時/週）	今より少しでも増やす（例えば10分多く歩く）	－	運動習慣を持つようにする（例えば10分多く歩く）	－
	18～64歳	3メッツ以上の強度の身体活動を，（歩行又はそれと同等以上）毎日60分（＝23メッツ・時/週）		3メッツ以上の強度の運動を，（息が弾み汗をかく程度）毎日60分（＝4メッツ・時/週）		性・年代別に示した強度での運動を約3分継続可（表Ｉ-3参照）
	18歳未満	－ 【参考】幼児期運動指針「毎日60分以上，楽しくからだを動かすことが望ましい」		－		

表Ｉ-3　健康づくりのための性・年代別の全身持久力基準

（　）内は，最大酸素摂取量

年齢	18～39歳	40～59歳	60～69歳
男性	11.0メッツ（39 mL/kg/分）	10.0メッツ（35 mL/kg/分）	9.0メッツ（32 mL/kg/分）
女性	9.5メッツ（33 mL/kg/分）	8.5メッツ（30 mL/kg/分）	7.5メッツ（26 mL/kg/分）

※上記強度での運動を約3分以上継続できた場合，基準を満たすと評価。

表Ｉ-4　身体活動（運動と生活活動）の強度による分類

	身体活動	
	生活活動	運動
3メッツ以上	【中強度以上の生活活動】 歩行，床掃除，こどもと遊ぶ，介護，庭仕事，洗車，運搬，階段，etc	【中強度以上の運動】 速歩，ジョギング，テニス，水泳，etc
低強度	【低強度の生活活動】 立位談話，オフィスワーク，洗濯，家事，ピアノ，etc	【低強度の運動】 ストレッチング，キャッチボール，散歩，etc

厚生労働省「健康づくりのための運動基準2006」を参考にして作成

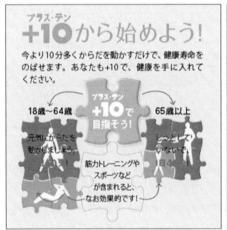
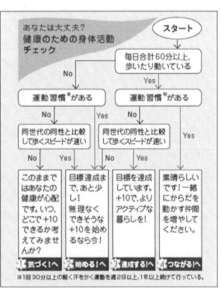

図Ｉ-14　アクティブガイド「＋10」イメージと健康のための身体活動チェック
　　　　厚生労働省「アクティブガイド」より

Ⅱ．栄養・食生活と健康

Ⅱ．1　栄養の定義

A．栄養とは

　好き嫌いのある子どもに「○○には栄養があるから，ちゃんと食べなさい」とか，疲れているときや体調がすぐれないときに「ちゃんと栄養のあるものを食べてしっかり休みなさい」というフレーズを日常耳にすることがある。このフレーズにおける"○○"や"栄養のあるもの"は食品を示しているが，すべての食品に栄養があるのだろうか。これを判断するためには，栄養の定義について考える必要がある。

　学問上での**栄養の定義**は，「外界から必要な物質を取り込み（摂取・消化・吸収），エネルギー産生や体構成成分の合成などあらゆる生命活動を営む一連の活動」である。例えば，牛肉は主なたんぱく質源であるが，牛のたんぱく質とヒトのたんぱく質は異なるため，ヒトはそれを摂取・消化・吸収を行い，そのたんぱく質を最小単位に分解したものを自身のたんぱく質に適合するように組み立て直しを行う。また，米は主としてエネルギーとなる糖質の供給源であるが，エネルギーを作り出すための代謝を行うのはあくまでもヒトである。つまり，食品そのものがヒトのためにエネルギー産生や体構成成分の合成のための化学反応（代謝）を行うのではないことから，"食品には栄養はないが，栄養の素となる**「栄養素」**を持っている"と学問上は説明する。したがって，「○○には栄養があるから，ちゃんと食べなさい」や「ちゃんと栄養のあるものを食べてしっかり休みなさい」というフレーズでは，栄養と栄養素が混同された誤った用法となり，「○○には栄養になるものがあるから・・・」や「栄養になるものを食べて・・・」というのが正確なフレーズとなる。

B．栄養素の種類と役割

　栄養素は，その化学的性質によって，糖質（炭水化物ともいう），たんぱく質，脂質，ビタミン，ミネラルに分類され，これを**五大栄養素**という。また，ときとして水分や食物繊維も栄養素に数える場合もある。これら栄養素は，人体でいろいろな作用（役割）を有しているが，栄養素の作用を大きく分けると表Ⅱ-1のようになる。

表Ⅱ-1　栄養素の作用

作用	栄養素
① エネルギー源になる	糖質，脂質，たんぱく質
② 体の構成成分になる	たんぱく質，脂質，ミネラル
③ 体の機能調節を行う	ビタミン，ミネラル，たんぱく質，脂質

　また，五大栄養素は，その作用によって表Ⅱ-2のように**熱量素（エネルギー源・三大栄養素）**と**保全素**といったグループに分類することもできる。ただし，この栄養素の作用は，主要作用であり，各栄養素は相互に作用しあうため，度の栄養素が欠けても，各栄養素はその作用を発揮することができない。

表Ⅱ-2　五大栄養素の分類と主な作用

分類	栄養素	主な作用
熱量素（エネルギー源）（三大栄養素）	糖質	主にエネルギーとなる
	脂質	主にエネルギー，体構成成分となる
	たんぱく質	主に体構成成分となる。また，エネルギーにもなる
保全素	ミネラル	主に体の機能調節に関わる。体構成成分になる
	ビタミン	主に体の機能調節に関わる

（左端に縦書き：五大栄養素）

C. 体構成成分と摂取栄養素

人体は，表Ⅱ-3 に示すような各種の元素で構成されている。人体構成元素の中で，酸素（O），炭素（C），水素（H），窒素（N），硫黄（S）などは，人体の水分やたんぱく質，糖質，脂質などを作っており，カルシウム（Ca），マグネシウム（Mg），リン（P）などは骨格を作る上で重要な成分である。また，ナトリウム（Na），カリウム（K），塩素（Cl）などは，細胞内外の体液中に溶存し，浸透圧調節やpH調節，神経機能調節など，さまざまな生理作用を営む上で重要な働きをする。

表Ⅱ-3　人体の構成元素

元素		含有量（%）	元素		含有量（%）
O	（酸素）	65	Cl	（塩素）	0.15
C	（炭素）	18	Mg	（マグネシウム）	0.05
H	（水素）	10	Fe	（鉄）	0.004
N	（窒素）	3	Mn	（マンガン）	0.0003
Ca	（カルシウム）	1.5〜2.2	Cu	（銅）	0.00015
P	（リン）	0.8〜1.2	I	（ヨウ素）	0.00004
K	（カリウム）	0.35	Co	（コバルト）	微量
S	（硫黄）	0.25	Zn	（亜鉛）	微量
Na	（ナトリウム）	0.15	F	（フッ素）	微量

これらの元素によって作られる水分を除く体構成成分の組成を栄養素として構成割合を示すと，図Ⅱ-1のようになる。このように，毎日摂取している栄養素の構成割合は，体構成成分と著しく異なっている。これは，摂取された栄養素が体内で変化を受けて，体構成成分に作りかえられ，日々利用されているためである。とくに，水分以外で得られる栄養素のうち最も多い糖質は，体内で極めて少ないことは，糖質がエネルギー源として日々消費されていることを示している。また，脂質が食事からの摂取割合に対して人体では多く含まれていることについては，体内の脂質が，食事から得られる脂質のほかに，体内で糖質から，一部はたんぱく質から合成された脂質も含まれるためである。

体成分は，一度形成された後も，少しずつ常に新しいものと入れ替わっており，成長が完了した成人では動的に平衡が保たれている。そのため，**食事摂取基準**（日本人が栄養素摂取不足による健康障害を回避して，健康を維持・増進するために，「何をどれだけ食べれば良いか」を示した5年ごとに改定されるガイドライン）の基本的な考え方として，"摂取すべき量＝失われる量"となる。一方，成長期にある子どもの場合には，成長のために体が小さい割には成人に比べると多量の栄養素が必要であるため，食事摂取基準の基本的な考え方は"摂取すべき量＝失われる量＋成長に伴う増加分"となる。このように，毎日摂取される食物中の栄養素は，そのような体成分の補充や成長のために使われている。

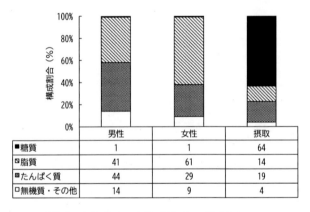

	男性	女性	摂取
■糖質	1	1	64
▨脂質	41	61	14
▧たんぱく質	44	29	19
□無機質・その他	14	9	4

図Ⅱ-1　栄養素に置き換えた人体（成人）の構成比と摂取栄養素構成比の比較（水分を除く）

Ⅱ. 2　栄養と健康・疾病

A. 栄養状態と健康

栄養素の摂取が不足あるいは過剰といったように適切でないことによって健康を保持できない例は多くみられ，健康を保持するためには，一定範囲で適切な量の栄養素を摂取して栄養状態を良好に保つ必要がある（図Ⅱ-1）。

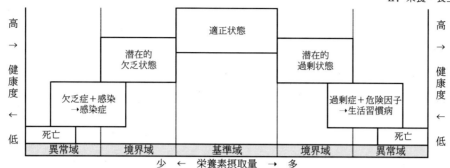

図Ⅱ-2 栄養状態（栄養素摂取量）と健康度
細谷憲政「三訂人間栄養学　健康増進・制圧習慣病予防の保健栄養の基礎知識」を参考に作成

　栄養素の摂取不足している場合には，それに起因する欠乏症といった健康障害が発生し，状況によっては感染症などにも罹患しやすくなる。飽食の時代といわれるようになった現在の我が国において，かつての"飢餓"のような極端な欠乏症は，通常ではほとんどみられなくなっているが，特定の栄養素についてみた場合，老若男女問わず貧血の大半を占める鉄欠乏に伴う貧血（**鉄欠乏性貧血**）は比較的多くみられたり，加齢に伴う食欲の低下などに起因する高齢者の低栄養問題など，栄養欠乏は存在している。

　一方，過剰摂取の場合にも過剰症といった問題が引き起こされる。消費エネルギーに対して摂取エネルギーが過剰な場合の肥満や，動物性脂肪の摂取過多にともなう動脈硬化症など生活習慣病が代表される。過剰摂取も多くは単一栄養素によって起こる健康障害であるが，摂取不足による健康障害に比べるとその発生は稀であり，通常の食品だけを食べている限り，どのように極端に偏食しようが，過剰摂取によって健康障害が発生することはほとんどなく，日本では海藻の過剰摂取による甲状腺機能亢進症の発生例が知られる程度である。しかし，1990年代になって，工業的に濃縮された栄養素（サプリメントや栄養強化食品）を大量に摂取することができるようになり，この過剰摂取による問題（事故）が起こるようになった。このように，サプリメントや栄養強化食品は，自然界にはあり得ないほど高い量の特定の栄養素を一度に摂取することができるという点で，今までの食品とは根本的に性質が異なる。

　さらに，適切な栄養を考える場合，各種栄養素間の摂取バランスも重要であり，バランスを崩すことによって何らかの栄養素が本来の役割を果たせなくなり，健康障害が発生する。

　栄養素は食品を通じて摂取されることになる。天然食品にはそれぞれ様々な栄養素を含んでいるが，生体に過不足のない量と比率ですべての栄養素を含む食品はない。また，含んでいる各栄養素の量についても，食品ごとに特徴があることを理解しなくてはならない（図Ⅱ-3）。

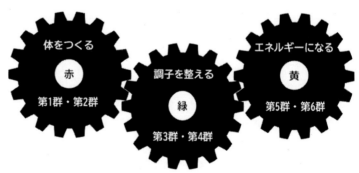

群	含有栄養素の特徴	食品分類
第1群	たんぱく質が多く，主に筋肉や血液になる	肉，魚，卵，大豆・大豆製品
第2群	カルシウムが多く，骨や歯をつくる	乳・乳製品，海藻，小魚
第3群	色の濃い野菜で，ビタミン，ミネラルが多い	緑黄色野菜
第4群	色のうすい野菜や果物で，ビタミン，ミネラルが多い	その他野菜類，果物
第5群	穀類やイモ類で，糖質が多い	穀類，イモ類，砂糖類
第6群	油脂製品で，脂質が多い	油脂類，脂質の多い食品

図Ⅱ-3　3色食品群（6つの基礎食品群）

そのうえで，食品群から選択した食品を，他の食品と組み合わせて調理することで料理が作られ，その料理を組み合わせて一食分の食事となる。そして，1日3回の食事を総合的に見て食品群からまんべんなく摂取できていれば，生体が必要としているすべての栄養素を過不足なく摂取しやすくなる。

なお，生体の必要を満たす栄養素摂取量を一通りであるが，その栄養素摂取量になるような食品の組み合わせは一通りではない。したがって，食事を組み立てるときには同じ食品ばかりではなく，かつ調理法もできるだけ同じにならないようにすることが望まれる。これら，栄養素・食品・料理・食事・生活習慣という各段階の状態の積み重ねが身体に栄養状態として反映されてくる（図Ⅱ-4）。

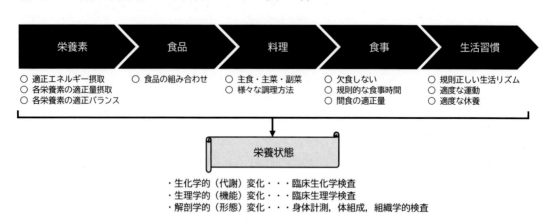

図Ⅱ-4　栄養素・食品・料理・食事・生活習慣段階と栄養状態

B．食生活の変遷と疾病構造の変化

図Ⅱ-5（図Ⅰ-9再掲）で示すように，1950（昭和25）年代半ば頃までの主要死因は，結核や肺炎といった感染症による，いわゆる"うつる病気"が主要であった。これは，医療技術や公衆衛生状況の劣悪さに加えて，低栄養のために感染抵抗力も低かったためと考えられる。しかし，その後の医療の進歩や公衆衛生状況の改善，そして栄養状態の改善によって急激に低下した。一方，1950年代後半以降では，悪性新生物，心疾患，脳卒中（脳梗塞）といった生活習慣病，いわゆる"つくられる病気"が総死亡に占める割合の主要なものと変化している。

なお，心疾患の粗死亡率は年々増加しているのに対して脳血管疾患の粗死亡率は，1970年ごろを境に低下傾向にある。しかし，この脳血管疾患を脳出血と脳梗塞に分けた場合，図Ⅱ-6に示すように，2000年頃までは心疾患による粗死亡率の推移と脳梗塞における粗死亡率の推移は非常に類似した増加をしている。

心疾患の大部分を占めているのが「虚血性心疾患」である。虚血性心疾患とは，心筋へ血液を送る冠動脈の血流が悪くなることによって心筋が酸素・栄養不足に陥るものをいい，次の狭心症と心筋梗塞病気がある。とくに，心筋梗塞の主な原因は冠動脈の動脈硬化であり，動脈硬化によって狭くなった血管（狭心症）に血栓が形成され，最終的に冠動脈を詰まらせることで発症する。一方脳梗塞は，血栓や塞栓（離れた部位に形成された血栓が流れてきて詰まらせる）脳に血流を送る細動脈の血行不良により，酸素や栄養を受けている神経細胞が死ぬことでさまざまな症状をきたす病気である。このように，心筋梗塞も脳梗塞も，血流障害に伴う疾患であることから，その原因としても共通点が多く，それぞれの罹患者の増加の背景として，生活習慣の変化に伴う脂質異常症や糖尿病の増加，とくに動物性脂肪の摂取過多が関与していると考えられる。

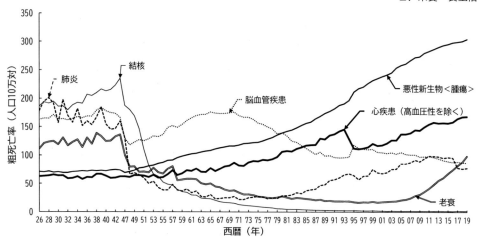

図Ⅱ-5 死因（死因年次推移分類）別にみた粗死亡率（人口10万対） （図Ⅰ-9再掲）

人口動態統計（確定数）より作成

注：1）死因分類の改正により，年次別比較には完全な内容の一致をみることはできない。

　　2）1994年（平成6年）の心疾患の減少は，新しい死亡診断書(死体検案書)(平成7年1月施行)における「死亡の原因欄には，疾患の終末期の状態としての心不全，呼吸不全等は書かないでください。」という注意書きの，事前周知の影響によるものと考えられる。

　　3）死因名等はICD-10（2013年版）の死因年次推移分類による。

　　4）1943年（昭和18年）のみは樺太を含む数値であり，e-Stat（確定数）の「総覧」の表番号 上巻 3-2-1 における死亡数とは一致しない。

　　5）1944年（昭和19年）〜1946年（昭和21年）は戦災による資料喪失等資料不備のため省略されている。

　　6）1947年（昭和22年）〜1972年（昭和47年）は沖縄県を含まない。

　　7）2004・2006・2009〜2017年（平成16・18・21〜29年）の都道府県からの報告漏れ（2019年3月29日公表）による再集計が行われたため，2017年（平成29年）以前の報告書とは数値が一致しない箇所がある。

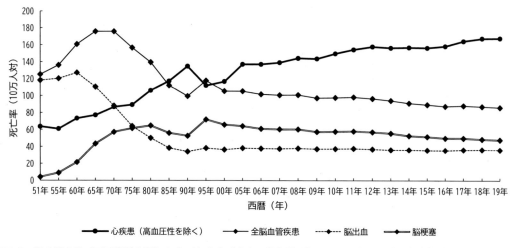

図Ⅱ-6 脳血管疾患（死因簡単分類）および心疾患（高血圧性を除く）における粗死亡率の年次推移

人口動態統計（確定数）より作成。なお，脳出血は，くも膜下出血と脳内出血を合わせた数値である。

注：1）1994年（平成6年）以前の「脳血管疾患」は，一過性脳虚血を含む。

　　2）1978年（昭和53年）以前の「脳内出血」は，非外傷性頭蓋内出血を含む。

　　3）2004・2006・2009〜2017年（平成16・18・21〜29年）の都道府県からの報告漏れ（2019年3月29日公表）による再集計を行ったことにより，2017年（平成29年）以前の報告書とは数値が一致しない箇所がある。

図Ⅱ-7 および図Ⅱ-8 に示すように食料難であったと考えられる戦後間もない頃から 1970 年頃までのエネルギー摂取量は増加傾向にあったとはいえ，この期間の最低値（1946 年＝1,903 kcal/日）と最高値（1971 年＝2,287 kcal/日）の差は 384 kcal であり，このエネルギー摂取量の増加分を仮に白米のみで換算すると，1 日分で軽く 2.5 杯分（6 枚切り食パンで換算すると 2 枚半）の増加でしかない。また，1970 年頃以降のエネルギー摂取量は少しずつ低下し，2000 年以降は概ね 1,900kcal 付近で推移している。

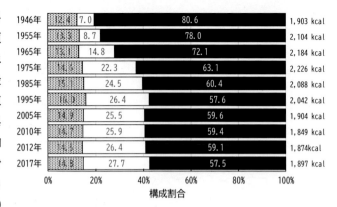

図Ⅱ-7 エネルギーの三大栄養素別摂取構成比（年次推移）
（厚生労働省：国民健康・栄養調査結果等からピックアップして作成）

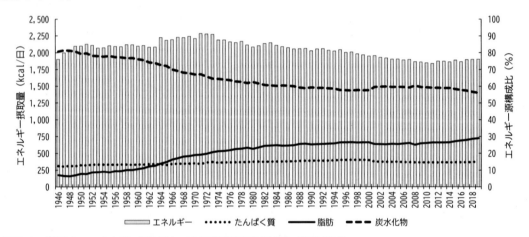

図Ⅱ-8 1歳以上のエネルギー摂取量と三大栄養素別摂取構成比（年次推移）

厚生労働省「国民健康・栄養調査」（国民栄養調査）（1946-2019）を基に作成。
注：1） 炭水化物のエネルギー構成比について，1946～1948年のデータは欠損しているため，100からたんぱく質および脂肪エネルギー比を差し引いた値としたうえで，尺度を揃えるために1959年以降の炭水化物エネルギー構成比も同じ計算式で算出した数値とした。
　　2） 1946～1948年は，都市部と農村部において行われた結果の平均値，1949年以降は全国の平均値である。
　　3） 1963年までは年4回の調査が行われ，1964年以降は年 1 回調査となっている。
　　4） 2012年の平均値は抽出率等を考慮した全国補正値である。

　しかし，このエネルギーを構成する三大栄養素の構成比でみると，たんぱく質の摂取エネルギー比の増加はわずかであるが，炭水化物と脂肪の構成比について，年々炭水化物の構成比は低下傾向を続け，その分脂肪の構成比が増加しているのが特徴的である。この要因として考えられるのが，動物性食品の摂取増である。エネルギー摂取量の割に脂肪構成比が顕著に上昇したことを反映するように，脂肪の摂取量は顕著に増加した（図Ⅱ-9）。一方，たんぱく質摂取量はそれほど増加をしていないが，総たんぱく質摂取量の構成として動物性たんぱく質の占める割合は，戦後顕著に増加している。この増加は，図Ⅱ-10 に示すように肉類，乳類，卵類などの動物性食品を食する機会が増えたためであるが，これら食品の摂取増は同時に動物性脂肪の摂取増の要因でもある。後の章で詳細を記すが，動物性脂肪への偏りが虚血性心疾患や脳梗塞の増加に多大な影響を与えたと考えられる。

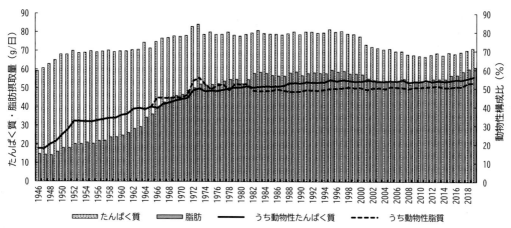

図Ⅱ-9　1歳以上のたんぱく質と脂質の摂取量および動物性たんぱく質と脂質構成比（年次推移）

厚生労働省「国民健康・栄養調査」（国民栄養調査）(1946-2019) を基に作成。
注：1)　1946～1948年は，都市部と農村部において行われた結果の平均値，1949年以降は全国の平均値である。
　　2)　1963年までは年4回の調査が行われ，1964年以降は年1回調査となっている。
　　3)　2012年の平均値は抽出率等を考慮した全国補正値である。

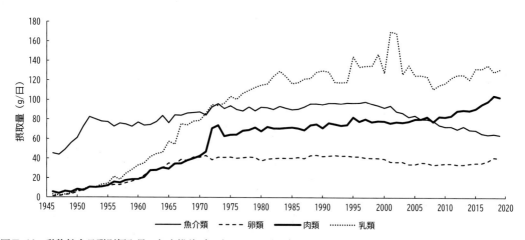

図Ⅱ-10　動物性食品群別摂取量の年次推移（1歳以上，男女計）

厚生労働省「国民健康・栄養調査」（国民栄養調査）(1946-2019) を基に作成。
注：1)　1946～1948年は，都市部と農村部において行われた結果の平均値，1949年以降は全国の平均値である。
　　2)　1963年までは年4回の調査が行われ，1964年以降は年1回調査となっている。
　　3)　2012年の平均値は抽出率等を考慮した全国補正値である。

Ⅲ．糖質の栄養

Ⅲ．1　糖質の基礎

A．炭水化物と糖質

　炭水化物のうち，消化管内で消化酵素によって加水分解を
受けて吸収される物質，あるいはそのまま吸収を受ける物質
を**糖質**という。また，消化・吸収を受けない炭水化物を**食物
繊維**という（図Ⅲ-1）。

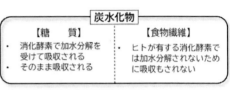

図Ⅲ-1　糖質と食物繊維の区別

糖質には，そのまま小腸で吸収を受ける**グルコース（ブドウ糖），フルクトース（果糖），ガラクトース**などの**単
糖類**や，消化酵素によって分解される**スクロース（ショ糖），マルトース（麦芽糖），ラクトース（乳糖）**などの
二糖類，デンプンやグリコーゲンなどの**多糖類**が存在する。

B．糖質の役割

　図Ⅲ-2（図Ⅱ-1再掲）は，水分を除く食
事組成としての一般的な栄養素の構成比
と，成人における体組成としての栄養素の
構成比である。図に示すように，糖質は，食
事組成で約60%を占めているが，体組成と
しては，わずか1%程度でしかない。このこ
とから，糖質は毎日の食事では多く摂取し
ているものの，日々消費されていることを
示している。この消費とは，エネルギー源と
しての利用（糖質1gあた4 kcal）である。

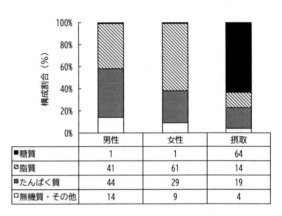

	男性	女性	摂取
■糖質	1	1	64
▨脂質	41	61	14
▩たんぱく質	44	29	19
□無機質・その他	14	9	4

図Ⅲ-2　**栄養素に置き換えた人体（成人）の構成比と
摂取栄養素構成比の比較（水分を除く）**　　（図Ⅱ-1再掲）

Ⅲ．2　糖質の種類と消化吸収

A．糖質の種類

①　単糖類

　糖質の最小単位を**単糖類**という。単糖類は，炭素3つで構成される三炭糖から存在するが，栄養生理学上重要
なものは，炭素が6つの**六炭糖（ヘキソース）**と炭素が5つの**五炭糖（ペントース）**である。なお，六炭糖には，
エネルギー利用の上で重要な**グルコース（ブドウ糖），フルクトース（果糖），ガラクトース**などがあり，五炭糖
にはDNAやRNAの構成糖として重要な**リボース**がある（図Ⅲ-3）。

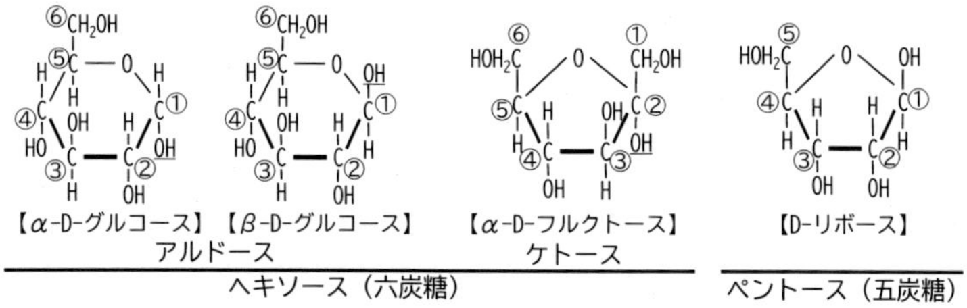

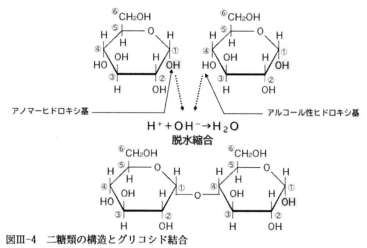

図Ⅲ-3　代表的な単糖類の構造（ハワース投影式）

　　　　○数字は炭素の位置的な番号。下線のあるヒドロキシ基（-OH）は，アノマーヒドロキシ基。

② 二糖類と小糖類（オリゴ糖）

　2分子の単糖が，図Ⅲ-4 に示すような**グリコシド結合**とよばれる脱水縮合によって結合して構成されたものを**二糖類**といい，2～10 個の単糖がグリコシド結合によって結合したものを**小糖類（オリゴ糖）**という。代表的な二糖類として，**マルトース（麦芽糖）**はグルコース＋グルコース，**シュクロース（スクロース：ショ糖）**はグルコース＋フルクトース，**ラクトース（乳糖）**はグルコース＋ガラクトースなどがある。なお，日常摂取される砂糖は，シュクロースである。

図Ⅲ-4　二糖類の構造とグリコシド結合

　　　　図は，α-D-グルコース2分子がα-1,4-グリコシド結合したマルトース（麦芽糖）。

③ 多糖類

　多糖類は，さらに単糖類がグリコシド結合してできたもので，代表としては植物における貯蔵多糖類としての**デンプン**と動物における貯蔵糖質としての**グリコーゲン**がある。なお，デンプンは，多数のグルコースのみが連結したものであるが，結合の仕方によって，アミロースとアミロペクチンに分類される。

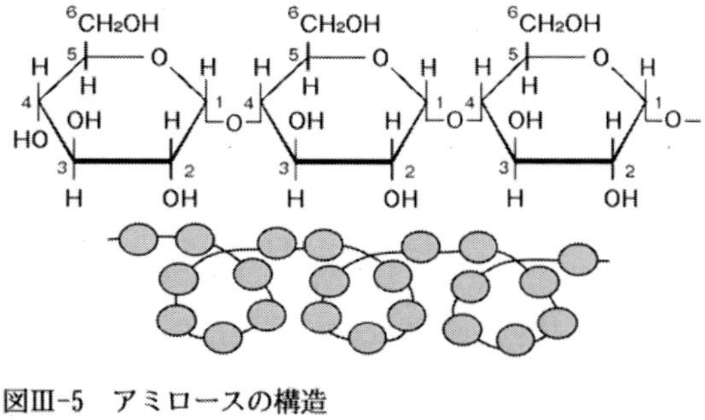

　アミロースは，次の図Ⅲ-5 のように多数（数百分子）の α－グルコースが次々と 1 位と 4 位で直鎖状（一列）

図Ⅲ-5　アミロースの構造

　　アミロースは，α-1,4-グリコシド結合で数百分子のグルコースが直鎖状（一列）に結合し，短縮縮合によってグルコース残基6個で1回転（右巻）してらせん状に連なった構造

にグリコシド結合（α-1,4 結合）し，短縮縮合によってグルコース残基 6 個で 1 回転（右巻）してらせん状に連なった構造をとる。普通のデンプン（例えば，うるち米）の中に 20～25％含まれる。

　一方，**アミロペクチン**は，多数（数万～数十万）のα－グルコースがらせん構造をとらないで1位と4位でグルコシド結合しているほか，1位と6位で結合する α-1,6 結合によって枝分かれした網状の構造を持ち，普通のデンプンの中に 75～80%（例えば，うるち米）含まれる。なお，もち米は 100%アミロペクチンからできている。

　グリコーゲンもアミロペクチンと同じ構造をとっている（図Ⅲ-6）。なお，アミロペクチンは，平均でグルコース残基 25 個に 1 回の割合で枝分かれし，直鎖部分の長さは 18～24 残基，分岐間は 5～8 残基の間隔がある。しかし，グリコーゲンの枝分かれの頻度はアミロペクチンよりも高く，8～12 残基に 1 回の分岐となり，直鎖部分の長さは 12～18 残基，分岐の先がさらに分岐して網目構造をとる。

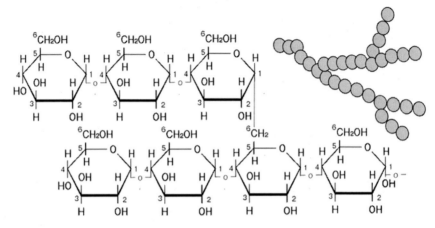

図Ⅲ-6　グリコーゲン（アミロペクチン）の構造
図は，アミロペクチンと類似した構造を持つグリコーゲンで示している。アミロペクチンは，数万～数十万のグルコース分子数を持つ巨大高分子で，らせん構造をとらないα-1,4結合に加えてα-1,6結合の分岐を持つ。

B．糖質の消化と吸収

　摂取された食物中の成分は，**化学的消化**によって吸収できるまで小分子化される必要がある（図Ⅲ-7）。この化学的消化においては消化酵素が関与するが，消化酵素には特定の基質にのみ作用する**基質特異性**といった性質がある。

　日常摂取される糖質のほとんどが多糖類であるデンプンである。デンプンは唾液に含まれる加水分解酵素である**唾液アミラーゼ（α-アミラーゼ）**によって分解（化学的消化）され，比較的分子数が少ない**デキストリン**や一部はマルトース（麦芽糖）にまで加水分解される。なお，嚥下された後，唾液アミラーゼ（至適 pH6.4～7.3：一般に pH6.8）は胃酸（pH1.0～2.0 の環境）によって失活し，一旦分解はストップする。その後，十二指腸に到達すると，胃酸によって酸性となった内容物が膵液によって中和され，膵液中に含まれる**膵アミラーゼ（α-アミラーゼ）**の作用によってマルトースにまで分解される。ここまでの過程を**管腔内消化**というが，糖質は単糖類にまで分解されないと吸収されない。

　摂取されたシュクロース（スクロース），マルトース，ラクトースなどの二糖類や，デンプン消化で生成されたマルトースやイソマルトースは，小腸粘膜上皮細胞の膜組織からなる**微絨毛（刷子縁）**に存在するそれぞれの二糖類酵素（総称：**α-グルコシダーゼ**）によって加水分解されて単糖類となり，分解と同時に吸収上皮細胞内に吸収される（消化の最終段階と吸収の開始に明確な区切りがない）。この過程を**膜消化**という。吸収された単糖類は，小腸上皮細胞内で毛細血管に入り，肝門脈を通じて肝臓に送られる。なお，この消化に関わる消化酵素として，**スクラーゼ**（スクロースをグルコースとフルクトースに分解），**マルターゼ**（マルトースをグルコース 2 分子に分解），イソマルターゼ（イソマルトースのα-1,6 グリコシド結合を切断してグルコース 2 分子に分解），**ラクターゼ**（ラクトースをグルコースとガラクトースに分解）がある。

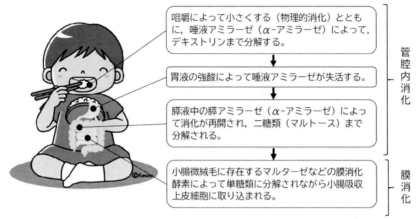

咀嚼によって小さくする（物理的消化）とともに，唾液アミラーゼ（α-アミラーゼ）によって，デキストリンまで分解する。

胃液の強酸によって唾液アミラーゼが失活する。

膵液中の膵アミラーゼ（α-アミラーゼ）によって消化が再開され，二糖類（マルトース）まで分解される。

管腔内消化

小腸微絨毛に存在するマルターゼなどの膜消化酵素によって単糖類に分解されながら小腸吸収上皮細胞に取り込まれる。

膜消化

図Ⅲ-7　糖質の消化吸収の過程

　膜消化を受けて作られた単糖類は，小腸粘膜上皮細胞へ吸収される。単糖類の吸収は，その種類によって吸収機構と度合いが異なる。グルコースやガラクトースの大多数は**ナトリウム依存性グルコース輸送担体**を介したNaイオンとの共輸送（**ナトリウム共輸送**）による**能動輸送**（エネルギーを利用した吸収）によって小腸吸収上皮細胞内へ効率的に吸収される。一方，フルクトースの小腸吸収上皮細胞内への取り込みは，**ナトリウム非依存性グルコース輸送担体**が関与した**促進拡散**（エネルギーを必要とせず浸透圧差を利用した**受動輸送**のうち担体を介した吸収）であるが，単糖の種類によっては担体が関与しない**単純拡散**で吸収される。なお，マンノースやキシロース，アラビノース，糖アルコールなどは吸収されにくい。さらに，小腸吸収上皮細胞内に取り込まれたグルコース，ガラクトース，フルクトースは，ナトリウム非依存性グルコース輸送担体を介して毛細血管内に取り込まれ，肝門脈に集合して肝臓へ送られる。

Ⅲ．3　糖質の体内動態

A．血糖
　小腸から吸収され，肝門脈を通じて肝臓に送られたフルクトースとガラクトースは，肝臓内でグルコースに転換される。グルコースは，肝臓より血糖として放出されて血液循環し，全身の各組織においてエネルギー源として利用されるほか，肝臓や筋肉においてグリコーゲンとして一時的に貯蔵される。そういった意味では，糖質のうちグルコースが最も重要と言える。なお，必要以上の糖質は，各組織において**トリグリセリド（中性脂肪）**に変換されて，体脂肪や内臓脂肪として蓄積される。
　血液中のグルコース濃度のことを**血糖値**という。血糖値は，組織（とくに脳神経などほとんどグルコースしかエネルギー源として利用できない組織）へのエネルギー源供給の確保のために，自律神経系やホルモンなど内分泌系によって厳密に調節されている。健常人の血糖値は，空腹時には70〜110mg/dLの範囲に維持されるが，食事摂取によって上昇し，食後30分〜1時間で最大（120〜160mg/dL）となる。その後血糖値は**インスリン**作用によって低下し，食後3時間には空腹時レベルに低下する。このインスリン分泌の絶対的不足や相対的（作用）不足によって高血糖状態が続く疾患を糖尿病といい，前者を**1型糖尿病（インスリン依存性糖尿病：IDDM）**，後者を**2型糖尿病（インスリン非依存性糖尿病：NIDDM）**という。
　血糖値を低下させる作用を持つのは，インスリンのみである。インスリンは，膵臓のランゲルハンス島のβ細

Ⅲ. 糖質の栄養

胞から分泌され，肝臓や筋肉・脂肪組織に作用して，① 細胞質にある GLUT4 を細胞表面に移動させて血中のグルコースの取り込み促進，② 肝臓や筋組織において取り込んだグルコースのグリコーゲンへの変換（グリコーゲン合成）・貯蔵促進，③ 筋組織に取り込んだグルコースを直接エネルギー代謝への利用促進，④ 肝臓や脂肪細胞において取り込んだグルコースを材料とした脂肪（中性脂肪）合成・貯蔵の促進，などの結果として血糖値を低下させている。

　一方，血糖値を上昇させる作用を示すホルモンは複数存在し，血糖値が低くなると（低血糖），表Ⅲ-1 に示す内分泌系が作用して，肝臓のグリコーゲンを分解してグルコースに戻し，血糖として放出することで血糖値を上昇させるほか，脂肪から分離したグリセロールや筋たんぱく質を分解して生じたアミノ酸などを肝臓においてグルコースに変換（**糖新生**）して血糖値を上昇させる。

表Ⅲ-1　代表的な血糖上昇作用を持つホルモン

ホルモン	分泌器官	血糖値上昇のための作用
グルカゴン	膵臓ランゲルハンス島 α 細胞	肝グリコーゲン分解促進 糖新生の促進
糖質コルチコイド（コルチゾール）	副腎皮質	たんぱく質異化亢進（肝臓における糖新生材料の供給） 末梢組織の糖利用抑制
アドレナリン	副腎髄質	グルカゴン作用のバックアップ

B．グルコース代謝の全体像

　糖質の主な代謝には表Ⅲ-2 のような過程があり，生化学的には非常に複雑であるが，エネルギー産生系として最も基本となるのは，**解糖系**と**クエン酸回路（TCA 回路，クレブス回路）**，**グリコーゲン合成・グリコーゲン分解**などである。なお，図Ⅲ-8 は，グルコースを中心とした代謝（エネルギー産生）経路の全体像である（一部省略）。

表Ⅲ-2　主な糖代謝過程

主な過程	概　要
グリコーゲン合成・分解	取り込まれたグルコースをグリコーゲンに変換して貯蔵する。 また，血糖値が低下した際に，貯蔵したグリコーゲンを分解し，肝臓においてはグルコース変換して血中放出，筋組織においては直接エネルギー利用経路に合流させる。
解糖系	無酸素でエネルギー産生を行うために，グルコースからピルビン酸，または乳酸までの過程。細胞質で行われる基質準位のリン酸化（基質レベルのリン酸化）反応。 なお，生成された乳酸は，肝臓に送られてグルコースに変換される（コリ回路）。
クエン酸回路（電子伝達系を含む）	ミトコンドリアで行われ，酸素を使ってエネルギーを産生。基質準位のリン酸化反応と酸化的リン酸化（電子伝達系）があり，水と二酸化炭素を産出する。 なお，このときにできる水を酸化水（代謝水）という。
ペントースリン酸回路	リボース5リン酸の生成→DNA，RNAの合成（ヌクレオチド生成） NADPHの生成→脂肪酸，コレステロール等の合成に関与 細胞質で行われるが，エネルギーは産生しない。
糖新生	糖質以外（乳酸，アミノ酸など）からグルコースを生成する。 脂肪について，グリセロールからは糖新生がおこるが，脂肪酸からは行われない。
ウロン酸回路（グルクロン酸回路）	肝臓においてグルクロン酸を合成する。なお，グルクロン酸抱合は直接ビリルビン合成や解毒に関与する。また，ペントースリン酸回路にキシロース5-リン酸を供給する。

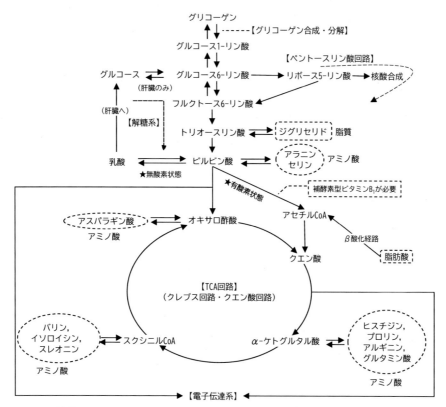

図Ⅲ-8 糖質を中心としたエネルギー産生経路

C. グリコーゲンの合成・分解

　グリコーゲン合成・分解経路の概略図を図Ⅲ-9 に示す。

　グリコーゲン合成は，肝臓や筋肉において，グルコースを連結してグリコーゲンを合成・貯蔵する過程である。まず，細胞内に取り込まれたグルコースは，リン酸化を受けて**グルコース 6-リン酸**となる。その後，グルコース 1-リン酸を経てウリジン三リン酸（UTP）をエネルギー源として UDP-グルコ

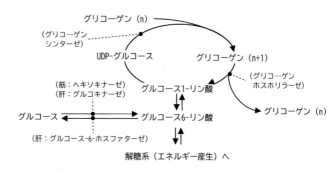

図Ⅲ-9 グリコーゲン合成・分解経路の概略

ースとなる。この UDP-グルコースは，グリコーゲンシンターゼによってグリコーゲンの末端に α-1,4 結合で連結される。また，部分的に分枝酵素によって末端を切断して α1-,6 結合に付け替えることで枝分かれが発生する。

　一方，**グリコーゲン分解**は，グリコーゲンを分解してグルコースに戻したり，解糖系につなげたりする過程である。肝臓や筋肉に貯蔵されたグリコーゲンは加リン酸分解されてグルコース 1-リン酸となり，さらにグルコース 6-リン酸に戻される。その後，グルコースに戻すためには，**グルコース-6-ホスファターゼ**によってグルコース 6-リン酸を脱リン酸化する必要があるが，このグルコース-6-ホスファターゼは，肝臓には存在するが筋組織には存在しない（図Ⅲ-10）。そのため，肝臓のグリコーゲンは，活動のためのエネルギー生成として直接解糖系につなげることはできないもののグルコースを血糖として血中に放出することで，血糖値の維持に役立つ。一方，

Ⅲ. 糖質の栄養

筋肉のグリコーゲンは，グルコースに変換して血糖値を維持する目的に利用することはできないためそのまま解糖系に合流して活動のためのエネルギー源として利用される。なお，グルコース-6-ホスファターゼは，血糖値が高いときには活性が低下することから糖新生系の律速酵素といえる。

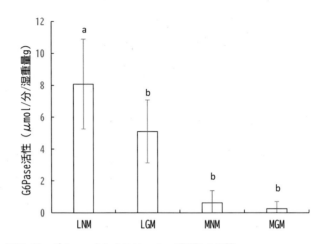

図Ⅲ-10. グルコース6-ホスファターゼ活性の比較

データは，平均値±SD（各反応液ごとに，反応16本×測定4本）。
粗酵素液は，鶏肝臓または鶏もも肉ホモジネート液。
反応液間の差の検定は，一元配置分散分析，およびScheffeの多重比較検定
（両側検定）で行い，$p < 0.01$でもって有意と判定し，同じアルファベット
を持たない反応液間に有意な差があるとして表現した。

D. 解糖系からクエン酸回路・電子伝達系までのエネルギー産生経路

解糖系は，細胞に取り込まれたグルコース（ブドウ糖）が，嫌気的条件下の連鎖反応で**ピルビン酸**または乳酸にリン酸化（**基質レベルのリン酸化：基質準位のリン酸化**）される過程で，細胞質で行われる（図Ⅲ-11）。なお，1分子のグルコースから生成された2分子のピルビン酸は，無酸素状態では乳酸となり，有酸素状態では，ミトコンドリア内に取り込まれてピルビン酸がピルビン酸デヒドロゲナーゼによって**アセチルCoA**となるが，このときには**補酵素型ビタミンB$_1$（チアミン2リン酸，チアミンピロリン酸：TPP）**が必要である。なお，解糖系において，少量ではあるが生体内のエネルギー共通通貨である**アデノシン3リン酸（ATP）**が生成される。

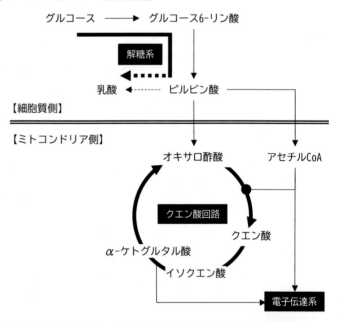

図Ⅲ-11　解糖系とクエン酸回路および電子伝達系の過程概略図

ATP は，アデニン，リボース，3 個のリン酸からなるヌク
レオチドである（図Ⅲ-12）。とくに高エネルギーリン酸結合
を持つリン酸部分は，エネルギー担体として重要であり，リ
ン酸部が加水分解によって無機リン酸を生ずるときに熱（自
由エネルギー）が発生し，これをエネルギーとして利用して
いる（ATP→ADP＋Pi）。また，ATP の加水分解によって生じた
ADP（アデノシン 2 リン酸）は，**ニコチンアミドアデニンジ
ヌクレオチド（NADH）**やフラビンアデニンジヌクレオチド
（**FADH₂**）によって，ATP の再合成に利用することができる。
なお，この反応はミトコンドリア内の電子伝達系（**酸化的リ
ン酸化**）によって行われる。

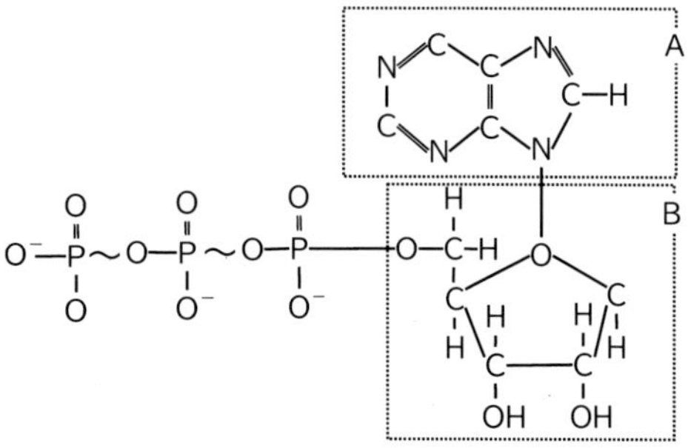

図Ⅲ-12　ATPの構造
囲み枠Aは核酸塩基であるアデニン，囲み枠Bは五炭糖で
あるリボースである。
リン（P）の結合線（〜）が高エネルギーリン酸結合で
ある。

クエン酸回路（TCA 回路，またはクレブス回路ともいう）は，ミトコンドリアに取り込まれたピルビン酸から
変化した**アセチル CoA** が**オキサロ酢酸**と一緒になって**クエン酸**になるところから開始される。クエン酸回路は，
ミトコンドリアのマトリクスでイソクエン酸，**α-ケトグルタル酸（2-オキソグルタル酸）**，スクシニル CoA，コ
ハク酸，フマル酸，リンゴ酸と連鎖反応で変化し，オキサロ酢酸になって一周する反応回路である（図Ⅲ-11）。
この反応過程と並行してミトコンドリア内膜に存在する電子伝達系との協働によって有酸素的に二酸化炭素と水
に完全酸化され，大量の ATP が生成される。解糖系から TCA 回路までの一連のこの代謝反応（グルコースの完全
酸化）を化学式で示すと，利用する概算値や組織によって異なるが一般には次のようになる。

$$C_6H_{12}O_6 ＋ 6O_2 → 6CO_2 ＋ 6H_2O （+38 ないし 36ATP）※$$

※解糖系部分では理論上4ATP が生成されるが，グルコースのリン酸化とフルクトース 6-リン酸のリン酸化でそれぞれ 1ATP の合計 2ATP が
消費されるため

E. 糖新生

糖新生は，血糖値が低下した時に新しくグルコースを生成して血糖値を上昇させる機構である。血糖値の低下
は，原則として血糖（グルコース）のみを利用している脳においては深刻な問題となる。また，嫌気的な環境下
にある網膜細胞や腎髄質，ミトコンドリアを有さない赤血球など解糖系にエネルギー供給を依存している組織・
細胞にとっても重要である。通常，肝臓には重量の 2〜8％（筋組織の場合は 1〜2％）のグリコーゲンが貯蔵され
ているとされるが，食事によって十分に糖質供給がされない場合，半日〜1 日程度で枯渇するため，糖以外の物
質をグルコースに変換する必要がある。この糖新生のための材料の主なものは次の 3 つである。

① 筋たんぱく質分解によって生じるアミノ酸（**糖原性アミノ酸**）
② 脂肪細胞に蓄積された中性脂肪（トリアシルグリセロール）の分解によって生じるグリセロール
※ ミトコンドリア内でのピルビン酸からアセチル CoA への変化は不可逆的である。また，クエン酸回路が1 回転する間に
1 分子のアセチル CoA に相当する 2 分子の炭素原子は，2 分子の CO2 になって遊離するため，ミトコンドリア内のアセ
チル CoA は，オキサロ酢酸からの糖新生にはカウントすることができない。したがって，ミトコンドリア内で進行する
脂肪酸代謝である β 酸化（第 3 章 5）脂質のエネルギー利用　参照）によって生じたアセチル CoA もピルビン酸に変換
されないため，脂肪酸は糖新生系に入ってグルコース合成はできないことになる。
③ 嫌気的エネルギー産生によって生じる乳酸である。

Ⅲ．糖質の栄養

　なお，参考として乳酸処理としての糖新生である**コリ回路**とその関連としての**グルコース・アラニン回路**の概略を図Ⅲ-13 に記す。

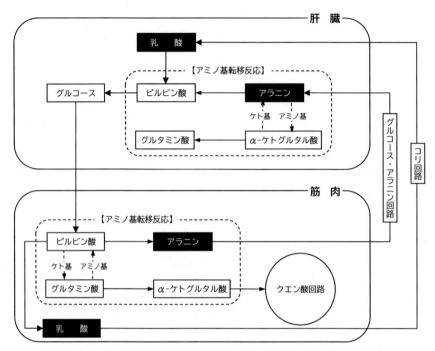

図Ⅲ-13　コリ回路とグルコース・アラニン回路

Ⅳ．脂質の栄養

Ⅳ．1　脂質の分類

A．単純脂質

　単純脂質は，脂質では最も基本になるものであり，**脂肪酸**と図Ⅳ-1に示すような三価アルコールである**グリセロール**に脂肪酸がエステル結合した**アシルグリセロール（グリセリド）**のほかに，高級アルコールや，ステロールと脂肪酸のエステルである蝋やワックスがある。

　アシルグリセロールには，脂肪酸が1分子結合している**モノアシルグリセロール（モノグリセリド）**，2分子の脂肪酸が結合している**ジアシルグリセロール（ジグリセリド）**，そして3分子の脂肪酸が結合している**トリアシルグリセロール（トリグリセリド）**がある。この3つのうち，トリアシルグリセロールが脂質の中で最も主要なものであり，一般に**中性脂肪**といわれているものである。

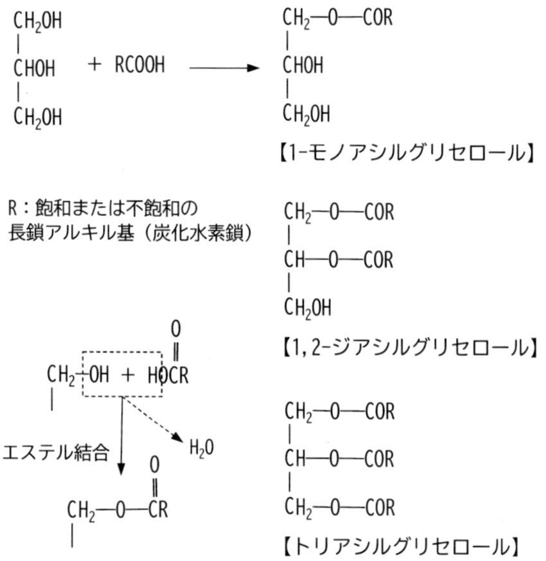

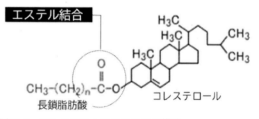

R：飽和または不飽和の長鎖アルキル基（炭化水素鎖）

【1-モノアシルグリセロール】

【1,2-ジアシルグリセロール】

【トリアシルグリセロール】

図Ⅳ-1　アシルグリセロール（中性脂肪）の構造

　グリセロールの性質は，結合している脂肪酸の性質に影響を受け，融点の低い不飽和脂肪酸が結合しているグリセロールが豊富な植物油や魚油は，通常常温で液体もしくは液体に近い形であるが，融点の高い飽和脂肪酸の多いラードなど陸生動物の脂肪は，常温で固形である。

　なお，ステロールと脂肪酸がエステル結合したものをステロールエステルといい，生体内のコレステロールは，図Ⅳ-2のようなエステル型であるコレステロールエステルが多い。

エステル結合

長鎖脂肪酸　コレステロール

図Ⅳ-2　コレステロールエステルの構造

B．複合脂質と誘導脂質

　アルコールと脂肪酸のエステル（単純脂質）に，さらにリン酸や窒素化合物，糖，硫酸などを含む脂質を**複合脂質**といい，単純脂質や複合脂質を加水分解して生成した物質のうち，水に不溶で溶剤に溶けるといった脂質の性質を持ったいわゆる不ケン化物を**誘導脂質**という。

複合脂質は，先に記したようにアルコールと脂肪酸のエステル（単純脂質）に加えて，その分子内にリン酸，糖，あるいは含窒素化合物を含むため，1つの分子内に疎水性の炭化水素と親水性の極性基の両方を併せ持つ極性脂質（両親媒性）であるため，石鹸のような界面活性剤の作用を示す。

　複合脂質には，リン酸が結合している**リン脂質**（生体膜を構成するほか，代謝系や酵素系など生理活性を有す

る）や，糖が結合している糖脂質，たんぱく質と結合しているリポたんぱく質（中性脂肪，コレステロールなどの脂質や脂溶性成分の輸送体）などがある。

なお，リン脂質には，アルコールの一種であるスフィンゴシンに脂肪酸が結合したセラミドにリン酸などが結合した**スフィンゴリン脂質**と総称されるものもがあり，これにコリンが結合している**スフィンゴミエリン**は，脳や神経組織に存在している。

誘導脂質は，脂肪酸やコレステロールのようなステロール類，脂溶性ビタミン類，脂肪族アルコール類，脂肪族炭化水素などがこれに属する。

Ⅳ. 2　脂肪酸

A. 脂肪酸とは

脂肪酸は，中性脂肪や複合脂質の構成素として結合しており，その構造は，炭化水素鎖が一列に連なったカルボン酸であり，表Ⅳ-1 に示すもののほかにも多種類が存在する。

表Ⅳ-1　代表的な脂肪酸

分　類	名称（慣用）	分子式	示性式	炭素数：二重結合数
飽　和	酪酸	$C_4H_8O_2$	$CH_3(CH_2)_2COOH$	4：0
	カプロン酸	$C_6H_{12}O_2$	$CH_3(CH_2)_4COOH$	6：0
	カプリル酸	$C_8H_{16}O_2$	$CH_3(CH_2)_6COOH$	8：0
	カプリン酸	$C_{10}H_{20}O_2$	$CH_3(CH_2)_8COOH$	10：0
	ラウリン酸	$C_{12}H_{24}O_2$	$CH_3(CH_2)_{10}COOH$	12：0
	ミリスチン酸	$C_{14}H_{28}O_2$	$CH_3(CH_2)_{12}COOH$	14：0
	パルミチン酸	$C_{16}H_{32}O_2$	$CH_3(CH_2)_{14}COOH$	16：0
	ステアリン酸	$C_{18}H_{36}O_2$	$CH_3(CH_2)_{16}COOH$	18：0
	アラキジン酸	$C_{20}H_{40}O_2$	$CH_3(CH_2)_{18}COOH$	20：0
	ベヘン酸	$C_{22}H_{44}O_2$	$CH_3(CH_2)_{20}COOH$	22：0
一価不飽和	ミリストレイン酸	$C_{14}H_{26}O_2$	$CH3(CH2)3CH=CH(CH2)7COOH$	14：1　n-5系（Δ9）
	パルミトレイン酸	$C_{16}H_{30}O_2$	$CH3(CH2)5CH=CH(CH2)7COOH$	16：1　n-7系（Δ9）
	オレイン酸	$C_{18}H_{34}O_2$	$CH3(CH2)7CH=CH(CH2)7COOH$	18：1　n-9系（Δ9）
多価不飽和	リノール酸	$C_{18}H_{32}O_2$	$CH3(CH2)4CH=CHCH2CH=CH(CH2)7COOH$	18：2　n-6系（Δ9,12）
	α-リノレン酸	$C_{18}H_{30}O_2$	$CH3CH2CH=CHCH2CH=CHCH2CH=CH(CH2)7COOH$	18：3　n-3系（Δ9,12,15）
	γ-リノレン酸	$C_{18}H_{30}O_2$	$CH3(CH2)4CH=CHCH2CH=CHCH2CH=CH(CH2)4COOH$	18：3　n-6系（Δ6,9,12）
	アラキドン酸	$C_{20}H_{32}O_2$	$CH3(CH2)4CH=CHCH2CH=CHCH2CH=CHCH2CH=CH(CH2)3COOH$	20：4　n-6系（Δ5,8,11,14）
	イコサペンタエン酸	$C_{20}H_{30}O_2$	$CH3(CH2)4CH=CHCH2CH=CHCH2CH=CHCH2CH=CH(CH2)3COOH$	20：5　n-3系（Δ5,8,11,14）
	ドコサヘキサエン酸	$C_{22}H_{32}O_2$	$CH3CH2CH=CHCH2CH=CHCH2CH=CHCH2CH=CHCH2CH=CH(CH2)2COOH$	22：6　n-3系（Δ4,7,10,13,16,19）

B. 脂肪酸の分類

脂肪酸は，炭化水素の鎖長，二重結合の数や位置，二重結合の立体配置などによって様々なグループに分類が可能である。

① 炭化水素の鎖長による分類

　炭化水素の鎖長による分類とは，炭化水素鎖の長短によるものであり，炭化水素の炭素数が2～6個以下のものを**短鎖脂肪酸**（低級脂肪酸），7～12個未満のものを**中鎖脂肪酸**，それ以上の長さのものを**長鎖脂肪酸**（高級脂肪酸）という。なお，天然に存在する脂肪酸の炭素数は，偶数のものがほとんどであるが，奇数鎖のものや水酸基や炭素環を持つものもある。

② 二重結合の数（不飽和度）による分類

　脂肪酸の二重結合を**不飽和二重結合**という。脂肪酸は，図Ⅳ-3に示すように，不飽和二重結合の有無で，**飽和脂肪酸**（不飽和二重結合を持たない）と**不飽和脂肪酸**（不飽和二重結合を持つ）に分類できる。さらに，不飽和脂肪酸のうち，不飽和二重結合が1つのものを**一価不飽和脂肪酸**といい，それ以上のものを**多価不飽和脂肪酸**（高度不飽和脂肪酸）という。

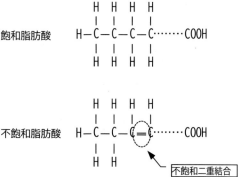

図Ⅳ-3　飽和脂肪酸と不飽和脂肪酸の基本構造

③ 不飽和脂肪酸の二重結合の位置による分類（代謝系列）

　不飽和脂肪酸は，二重結合の位置でも分類が可能である。

　脂肪酸の炭素の番号は，図Ⅳ-4に示すように，カルボキシ基の炭素を1番，次が2番，3番と数えることから，炭素数n個の脂肪酸の場合，末端のメチル基の炭素はn番目とすることができる。そこで，不飽和二重結合の位置は，例えば9番目と10番目の間にあれば"$\Delta 9$"のように，この番号で示される。また，カルボキシ基の隣にある炭素をα位，次がβ位といい，末端のメチル基の炭素をω位という。そこで，末端メチル基（n番）を$\omega 1$とし，α側に向かって$\omega 2$，$\omega 3$と順に数える方法もある。この場合，メチル基側から数えて初めての不飽和二重結合の位置が，例えばメチル基側からn-3番目であれば$\omega 3$となる。

　脂肪酸は，体内で炭素鎖長を変えることが可能である。また，生体内では，飽和脂肪酸のステアリン酸から一価不飽和脂肪酸であるオレイン酸を合成できるが，多価不飽和脂肪酸の合成はできない。その一方で，すでに不飽和脂肪酸であるものについては，不飽和二重結合の数を変えることは可能である。しかし，この不飽和二重結合の導入や炭化水素鎖長の変更は，ω側から数えて最初の二重結合より前でのみ可能であり，ω側から数えた最初の二重結合の位置は不変である。そのため，n-3（$\omega 3$）系列，n-6（$\omega 6$）系列というようにグ分類することが可能である。これを**代謝系列**という。

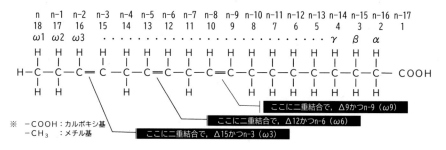

図Ⅳ-4　α-リノレン酸を例とした炭素の数え方と二重結合のアドレス表示法
　α-リノレン酸は，C18：3（$\Delta 9, 12, 15$）のn-3（$\omega 3$）系列の多価不飽和脂肪酸である。

④ 不飽和脂肪酸の立体配置による分類（シス型とトランス型）

　不飽和二重結合を持つ脂肪酸は，図Ⅳ-5 に示すように不飽和二重結合に対して同じ側に水素が結合した**シス型**と反対側（対角）にある**トランス型**の立体異性体を生じる。

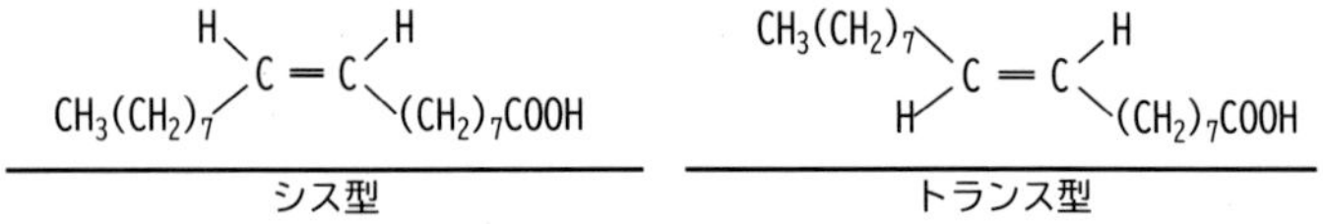

　天然脂肪酸のほとんどがシス型構造で折れ曲がりの分子構造をとっているが，植物油や魚油からマーガリンやショートニングなどを製造するときに部分的に水素添加して人工的に脂肪酸を合成するこ

図Ⅳ-5　脂肪酸（オレイン酸）の立体異性体

とによって，**トランス型脂肪酸**が含まれる。トランス型の脂肪酸は，対応するシス型脂肪酸に比べて融点が高く，酸化に対する安定性も高くなる。しかし，トランス型脂肪酸は，飽和脂肪酸以上に血中コレステロール（とくに LDL 濃度）を上昇させ，HDL を低下させることから動脈硬化や心疾患，脳卒中のリスクを高める。

⑤ 脂肪酸と中性脂肪の性質

　先に記したように，中性脂肪の性質は結合している脂肪酸の性質に影響を受ける。

　飽和脂肪酸は棒状であり化学的に安定しているために結晶中で分子は配列しやすく，不飽和脂肪酸に比べると融点が高い。また，パルミチン酸（分子量 256.43, 炭素数 16）の融点は 63℃であるが，ステアリン酸（分子量 284.48, 炭素数 18）の融点は 70.5℃と炭素鎖が長いほど融点は高くなることから，長鎖の飽和脂肪酸を多く含む脂質は常温で固形になりやすく，陸生生物に多く含まれる。なお，ヒトの体脂肪も飽和脂肪酸が多いことから，飽和脂肪酸の過剰摂取は，体内でのコレステロールや中性脂肪合成の材料となるため，肥満，脂質異常症，動脈硬化，ひいては心筋梗塞や脳梗塞の要因となる。

　一方，不飽和脂肪酸は鎖長よりも立体構造の方が影響しており，炭化水素鎖中の二重結合でシス型に折れ曲がることにより配向性が悪くなり，融点が大きく下がる。そのため，飽和脂肪酸に比べて全体的に融点が低いことに加え，不飽和度が上がるほど融点は低くなることから，不飽和脂肪酸を多く含む脂質は常温で液体となりやすい傾向がある。なお，不飽和脂肪酸のうち，とくに**イコサペンタエン酸（EPA：エイコサペンタエン酸とも呼ばれる）**や**ドコサヘキサエン酸（DHA）**といった水生生物に多く含まれる多価不飽和脂肪酸は，脂質異常症や動脈硬化のリスクを低減するとして注目を受けている。しかし，化学的に不安定であり，過酸化されやすいため，ビタミン E など抗酸化成分の必要量（最低限摂取すべき量）が増大する。

⑥ 必須脂肪酸

　ある種の脂肪酸欠乏により，種々の健康障害が発生する。多価不飽和脂肪酸のうち**リノール酸，α-リノレン酸，アラキドン酸**がこれに相当する。リノール酸（n-6 系列）や α-リノレン酸（n-3 系列）はヒトの体内で生合成ができず，また，アラキドン酸（n-6 系列）は同じ n-6 系列のリノール酸から生成が可能ではあるが，体内で必要とする量を生成することができないため，食事から摂取する必要がある。これらの脂肪酸を必須脂肪酸という。この必須脂肪酸は，平滑筋の刺激や血圧調節，体温調節，血小板機能，炎症，疼痛反応などに関与する**プロスタグランジン（PG）**，**ロイコトリエン（LT）**，**トロンボキサン（TX）**など**イコサノイド（エイコサノイド）**と呼ばれる**生理活性物質**の合成にも利用される（図Ⅳ-6）。

　イコサノイドの主な生理活性は，血圧降下，血管拡張，子宮収縮，血小板凝集阻害，気管支拡張などであるが，イコサノイドの化学構造が少し異なるだけで，血圧上昇，血管収縮，血小板凝集促進など逆の生理作用を示すこともある（表Ⅳ-2）。このようにホルモンのような生理活性を持つが，その寿命が数十秒から数分と短く生成された局所でのみ作用するため，ホルモンとしては位置づけられていない。

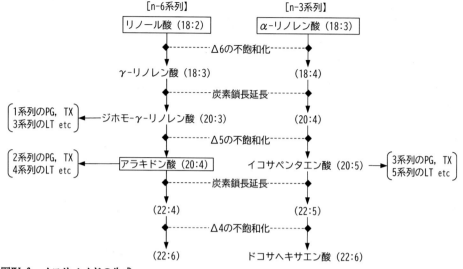

図IV-6　イコサノイドの生成
　□で囲まれた多価不飽和脂肪酸は，基本の必須脂肪酸である。
　PG：プロスタグランジン，TX：トロンボキサン，LT：ロイコトリエン

表IV-2　イコサノイドの種類と作用の例

【n-6系列】ジホモ-γ-リノレン酸由来	アラキドン酸由来	【n-3系列】イコサペンタエン酸由来
PGD1 血小板凝集阻害	PGD2 血小板凝集阻害，末梢血管拡張，睡眠誘発	PGD3 血小板凝集阻害
PGE1 血小板凝集阻害，血管拡張 胃酸分泌抑制，免疫機能正常化	PGE2 血管拡張，気管支弛緩，子宮筋収縮，胃酸分泌抑制，免疫応答抑制	PGE3 血小板凝集阻害
	PGF2 腸管収縮，気管支収縮，子宮筋収縮	PGI3 血小板凝集阻害，平滑筋弛緩，血管拡張
	PGI2 血小板凝集阻害，血管拡張，動脈壁弛緩，血圧低下，臓器血流増加，胃酸分泌抑制	
	PGJ2 細胞増殖抑制	
	TXA2 血小板凝集促進，血管収縮，血圧上昇，気管支収縮	TXA3 弱血小板凝集促進
	TXB2 マクロファージ機能抑制	TXB3 炎症性サイトカイン生成抑制
	LTB4 白血球膜通過（遊走）・凝集・貪食促進，局所血流増加	LTB5 アラキドン酸からTXB2生成阻害
	LTC4 呼吸器系平滑筋収縮	
	LTD4 呼吸器系平滑筋収縮，血管透過性亢進	
	LTE4 呼吸器系平滑筋収縮，血管透過性亢進	

PG：プロスタグランジン（A〜Jまでの10種×3タイプ）
TX：トロンボキサン（AとBの2種×3タイプ）
LT：ロイコトリエン（A〜Eまでの5種×3タイプ）

　n-6系とn-3系では，それぞれから異なる構造のものが生成される。たとえばアラキドン酸由来の物質は炎症反応で多量に放出されるが，とくにn-3系多価不飽和脂肪酸であるイコサペンタエン酸由来の物質は炎症を抑制するなど，互いの生理作用や生成を抑制しあうことが知られており，n-6系とn-3系不飽和脂肪酸の摂取のバランスをとることが重要とされている。とくに，n-3系脂肪酸の摂取では，表IV-3に示すような現代の先進諸国における健康問題の改善効果が期待されており，n-6／n-3比で概ね4〜6程度を目安とし，現代の日本人の食事状況から，動脈硬化やアレルギー疾患のためにはn-3系多価不飽和脂肪酸の摂取増量が望ましいとされている。これに関連して，日本人の摂取状況やメタアナリシスなどから総合的に検討されて日本人の食事摂取基準（2020年

版）では， 18〜29歳の男性では n-3 系＝2.0g/日・n-6 系＝11g/日，女性では n-3 系＝1.6g/日・n-6 系＝8g/日が摂取目安量として示されている。なお，図IV-7 に示すように，男女（20〜29歳）ともに n-3 系および n-6 系脂肪酸の摂取目安量を満たしている。しかし，男性においては脂質摂取量（n-6 系脂肪酸と n-3 系脂肪酸の合計）がやや増加傾向にあるが，その内訳をみると，n-3 系脂肪酸の摂取量にさほど変化はないものの，n-6 系脂肪酸の摂取量がやや増加し，その結果 n-6/n-3 比も増大しつつある。一方女性においては，脂質摂取量そのものが減少しているが，その内訳では，n-3 系脂肪酸摂取量の減少に比べて n-6 系脂肪酸摂取量の減少はわずかであり，その結果男性と同様に n-6/n-3 比が増大傾向にある。このように男女ともに n-6/n-3 比が徐々に増大している傾向にあることには注意が必要である。

表IV-5　n-3系多価不飽和脂肪酸摂取で期待されている健康効果

血清脂質改善効果	悪玉コレステロール（LDL）を減少させ，血中のコレステロールを肝臓へ運ぶ善玉コレステロール（HDL）を増加させたり，血中の中性脂肪を低下させる。
血栓症予防効果	血中コレステロール濃度の低下のほかに，血小板凝集抑制（血液が異常に固まらないようにする）によって，血栓症ひいては心筋梗塞や脳梗塞を予防する。
糖尿病予防効果	血糖値を低下させるインスリンの受容体感度の改善や，悪玉コレステロールの生成抑制による末梢組織でのブドウ糖利用向上などによって糖尿病予防に役立つ。
抗腫瘍（発ガン防止）効果と抗炎症効果	生体内のある種の酵素によって免疫能を低下させたり発ガンを促進させるプロスタグランジンE2という物質の生成抑制を行う。また，細胞性免疫として細菌やガン細胞などを攻撃して，増殖や転移を抑える働きをもつマクロファージを活性化させる。これらの働きによって，喘息やアトピー性皮膚炎のようなアレルギーに対して抗アレルギー作用も期待されている。

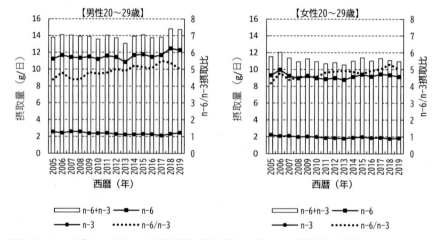

図IV-7　20〜29歳のn-6系・n-3系脂肪酸の摂取量およびn-6/n-3摂取比の推移
　国民健康・栄養調査データについて，国立健康・栄養研究所が厚生労働省からデータの利用申請と承認を得た上で再集計を行った公表データより作成。
　2012年および2016年の平均値は抽出率等を考慮した全国補正値である。

　以上を踏まえて，とくに魚油の摂取は，脂質異常症，動脈硬化，ひいては心筋梗塞や脳梗塞の予防につながるとしての効果が近年注目されており，積極的な摂取も勧められている。
　図IV-8は，ラットに3週間に亘って，魚油（いわし油）をベースとする食餌とラードをベースとする食餌を摂取させて比較した結果であるが，図に示すように，魚油摂取群では，血中中性脂肪および総コレステロールが低値となり，善玉コレステロールとされる HDL 濃度が高いなど，循環器系疾患の予防効果が認められている。

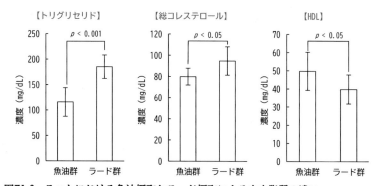

図Ⅳ-8　ラットにおける魚油摂取とラード摂取による血中脂質の違い
　データは，平均値±SD（n＝6）。
　母平均の差の検定は，一元配置分散分析及び対応のないt-検定（両側）。

　さらに，ヒトにおける魚介類摂取の効果として，若年女性に2週間にわたって1日1回の魚摂取を依頼し，その期間の前後での血中脂質の状況を比較した結果，図Ⅳ-9に示すように，善玉コレステロールであるHDL濃度は上昇し，中性脂肪濃度は低下した。なお，総コレステロール濃度については，このデータではもともと適度な範囲にあるためとくに変化が認められていないが高めの被験者では低下傾向にあった。なお，脂質異常症患者における結果報告では，総コレステロール濃度も低下しているものも多数ある。

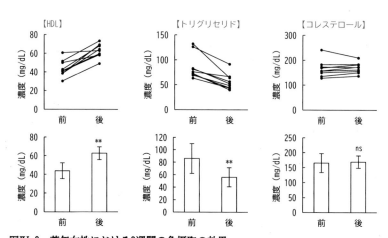

図Ⅳ-9　若年女性における2週間の魚摂取の効果
　データは平均値±標準偏差。
　健康な女子大学生9名に1日1回の魚類摂取を2週間にわたって実施させた。
　有意差の検定は，対応のあるt-検定で行い，$p<0.01$で有意を「**」とした。

　このように，魚介類摂取によって得られるイコサペンタエン酸やドコサヘキサエン酸などの多価不飽和脂肪酸の摂取によって，血中脂質代謝の改善を期待することができる。実際，図Ⅳ-10に示すように，習慣的に魚介類の摂取が多いと動脈硬化のなり易さを示す指標としても利用される動脈硬化指数が低いといった報告もある。しかし，国民健康・栄養調査の結果，図Ⅳ-11に示すように我が国の20歳以上の者の魚介類摂取量は年々減少しているだけでなく，標準偏差でみるとほぼ平均摂取量に近いため，摂取する者と摂取しない者の差が極度に大きいことからほとんど摂取しない者が相当数存在すると推定されることに注意が必要である。

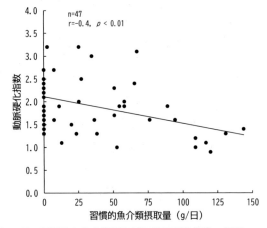

図Ⅳ-10　習慣的な魚介類摂取量と動脈硬化指数の相関
　　健康な大学生47名での調査。
　　習慣的な魚介類摂取量は，食品摂取頻度調査による推定量。
　　動脈硬化指数＝（総コレステロール濃度－HDL）／HDL
　　（3.0～4.0＝要注意，5.0以上＝危険）

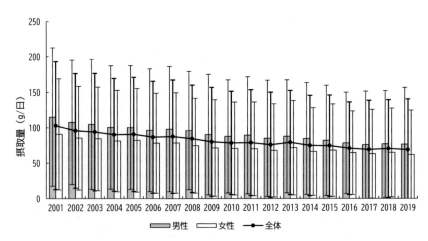

図Ⅳ-11　20歳以上の魚介類摂取量の推移
　　データは，平均値±標準偏差（SD）。
　　国民健康・栄養調査データについて，国立健康・栄養研究所が厚生労働省からデータの利用申請と承認を得た上で再集計を行った公表データより作成。
　　2012年および2016年の平均値は抽出率等を考慮した全国補正値である。

Ⅳ. 3　脂質の代謝

A．脂肪の消化・吸収

　脂肪の消化吸収の一連の流れは，図Ⅳ-12 の通りである。

　脂質の消化は，脂肪分解酵素である**リパーゼ**による加水分解で行われる。小腸以前では，胃液にリパーゼが含まれる。しかし，一般にリパーゼが働くための pH（至適 pH）は 7〜9 である（生物種や分泌部位で差異はある）のに対して，胃液の pH は 1〜2 と非常に酸性度が高いために活性をほとんど示さず，たんぱく質分解酵素によってたんぱく質から分離された脂質が，ある程度加水分解されて**エマルション化**（乳化：水の中に油が，または油の中に水が分散した状態）されるにとどまる。したがって，脂質の本格的な消化は，膵臓から十二指腸上部に分泌される膵液に含まれる膵リパーゼによって行われる。

　胃から送られ酸性状態にある消化粥が十二指腸に到達すると，消化管ホルモンである**セクレチン**の作用によって，膵臓から消化酵素は少ないものの，重炭酸イオンに富むアルカリ性の膵液分泌が促されて消化粥を中和する。続いて，消化管ホルモンである**コレシストキニン**（CCK：コレシストキニン・パンクレオザイミン：CCK-PZ）の作用により，胆嚢が強く収縮されて胆汁分泌が促進される。この胆汁には消化酵素は含まれないが，胆汁に含まれる胆汁酸塩よって，脂肪は**ミセル**（分子間力による多数の分子の集合体）を形成し，水溶性である消化酵素の作用を受けやすくなる。CCK は，さらに様々な消化酵素に富む膵液の分泌を促し，膵液中のリパーゼによって脂質の大部分がモノグリセリド，一部がグリセロールと脂肪酸に分解される。

　グリセロールは親水性であり，短鎖脂肪酸や中鎖脂肪酸は分子が小さいことから胆汁酸塩との結合（複合）ミセルとなって，そのまま小腸壁から拡散によって吸収されて肝門脈を経て肝臓に入る。しかし，長鎖脂肪酸やモノグリセリドは水不溶性であり分子も大きいためそのままでは血管には取り込めない。そこで，小腸上皮細胞内でモノグリセリドに血管に取り込むことができなかった長鎖脂肪酸を再結合してトリグリセリドを再合成し，**アポたんぱく質**と結合した**リポたんぱく質**である**キロミクロン**としてリンパ管に取り込み，**胸管**を上行して鎖骨下静脈に分泌されて大静脈系に合流し，全身に運ばれる。

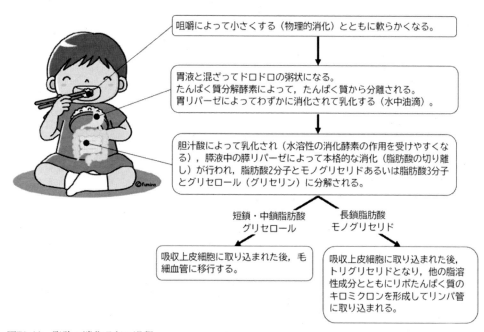

図Ⅳ-12　脂肪の消化吸収の過程

B. リポたんぱく質

　脂質は，疎水性であるため，生体内を輸送・循環するためには，たんぱく質（アポリポたんぱく質：アポたんぱく質）と結合した複合脂質である**リポたんぱく質**になる必要がある。図Ⅳ-13 に示すように，疎水性である中性脂肪やコレステロールは，親水性のアポたんぱく質とリン脂質によって構成される膜の中に，油滴（ミセル様構造）を形成して，親水性を示す球状のリポたんぱく質として存在している。

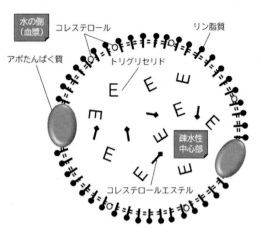

図Ⅳ-13　リポたんぱく質の基本構造のイメージ

　リポたんぱく質は，表Ⅳ-6 に示すように，比重によって**キロミクロン（カイロミクロン：CM），超低比重リポたんぱく質（VLDL），中間型比重リポたんぱく質（IDL），低比重リポたんぱく質（LDL），高比重リポたんぱく質（HDL）**などに分類される。なお，この比重は，それぞれのリポたんぱく質を構成しているたんぱく質の構成割合が最も影響する（脂質に比べてたんぱく質の比重は高い）が，脂質系成分（とくにトリグリセリド）とコレステロールエステルおよびコレステロールの構成割合も影響している（トリグリセリドは，コレステロールエステルやコレステロールに比べて比重が低い）。

表Ⅳ-6　リポたんぱく質の種類と組成

		キロミクロン	VLDL	IDL	LDL	HDL
	比　　重	＜0.96	0.96～1.006	1.006～1.019	1.019～1.063	1.063以上
	直　　径	800Å以上	300～800	220～300	190～220	70～220
脂質	トリグリセリド	85%	55	24	10	5
	コレステロールエステル	5%	12	33	37	18
	遊離コレステロール	2%	7	13	8	6
	リン脂質	6%	18	12	22	29
たんぱく質		2%	8	18	23	42

　リポたんぱく質の比重（とくに脂質組成の違い）は，リポたんぱく質の脂質運搬の方向性と密接に関係している（図Ⅳ-14）。

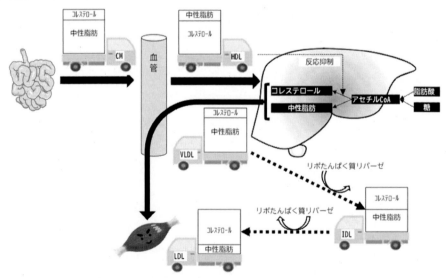

図Ⅳ-14　リポたんぱく質による脂質輸送のイメージ

① キロミクロン

　キロミクロン（CM）は小腸粘膜上皮細胞で作られ，消化管から吸収された食事性（外因性）のトリグリセリドを末梢の脂肪組織や筋肉に運搬する大型のリポたんぱく質（外因性脂質輸送系）である。なお，脂溶性ビタミンの吸収・運搬にも関与する。リンパ管から血液循環に移行して血中を流れる間に，脂肪組織，心臓，筋肉などの血管上皮細胞上に存在する**リポたんぱく質リパーゼ（LPL）**の作用で，キロミクロン中のトリアシルグリセロールが遊離脂肪酸とグリセロールに分解される。遊離脂肪酸はそれぞれの組織に取り込まれ，キロミクロンの脂質の輸送の役割は終了する。

② 超低比重リポたんぱく質

　超低比重リポたんぱく質（VLDL）は，肝臓で合成した脂質を肝外組織に運ぶリポたんぱく質のグループ（内因性脂質輸送系）である。主に糖やアルコールから生成された脂肪酸を材料にして肝臓で作られた内因性トリグリセリドと，構成比率は低いが内因性コレステロールを脂肪組織や筋肉へ運ぶ。

③ 中間型比重リポたんぱく質

　中間型比重リポたんぱく質（IDL）も，肝臓で合成した脂質を肝外組織に運ぶリポたんぱく質のグループ（内因性脂質輸送系）である。肝臓で合成された脂質はVLDLとなって血中に放出されるが，流れている間にリポたんぱく質リパーゼ（LPL）の作用で徐々にトリアシルグリセロールを失ってサイズが小さくなってIDLとなる。

④ 低比重リポたんぱく質

　低比重リポたんぱく質（LDL）も，肝臓で合成した脂質を肝外組織に運ぶリポたんぱく質のグループ（内因性脂質輸送系）である。肝臓で合成されたコレステロールは，トリアシルグリセロールと同様にVLDLで運ばれるが，コレステロールはLPL作用を受けないため，VLDLが小型化（比重が低下）するにつれてコレステロール含量は高くなるため，"LDLは肝臓で合成されたコレステロールを肝外組織に運搬する"と表現される。LDLは，コレステロールの含有量が最も高いリポたんぱく質のため，動脈硬化促進因子として**悪玉コレステロール**と呼ばれる（LDL濃度が高値であると，動脈硬化や心筋梗塞など循環器系疾患に罹患しやすくなる）。なお，LDLは肝外組織の細胞表面にあるLDL受容体（LDL-レセプター）を介して組織に取り込まれ，その後リソソームで加水分解を受けて消滅する。

⑤ 高比重リポたんぱく質

　高比重リポたんぱく質（HDL）は，肝臓と小腸で合成され，末梢組織からコレステロールを肝臓に回収運搬する役割を持つ（逆行性コレステロール輸送系）。HDLの働きは，末梢の細胞膜から拡散によりコレステロールを受け取り，それを肝臓に運ぶことであり，細胞膜やリポたんぱく質で過剰となったコレステロールを除去する働きとして重要である。そのため，HDLコレステロールは動脈硬化抑制に働くため，**善玉コレステロール**と呼ばれる（疫学調査の結果，血清HDL濃度が低値の場合，心疾患への罹患率が高くなることが明らかにされている）。

C. 中性脂肪の合成・貯蔵

　体内脂質のほとんどはトリグリセリドであり，摂取した脂肪の消化によって生じた脂肪酸や，代謝によって生成された**アセチルCoA**から脂肪酸が合成された後（図Ⅳ-15），解糖系から逸れて生成されたグリセロールと一緒になってトリグリセリドが合成される（図Ⅳ-16）。

Ⅳ. 脂質の栄養

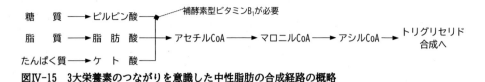

図Ⅳ-15　3大栄養素のつながりを意識した中性脂肪の合成経路の概略

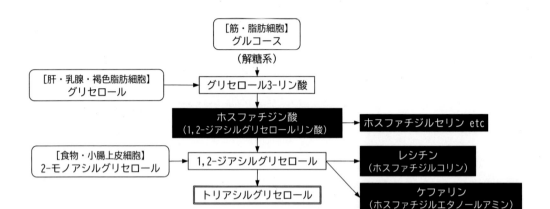

図Ⅳ-16　トリアシルグリセロール（中性脂肪）とグリセロリン脂質の生合成経路の概略
　■枠はグリセロリン脂質

　脂肪組織の主な役割はエネルギー源となるトリアシルグリセロール（中性脂肪）の貯蔵である。小腸から吸収されたトリアシルグリセロールはキロミクロンとして，肝臓で合成したトリアシルグリセロールは VLDL として血中を輸送される（図Ⅳ-14）。

　リポたんぱく質に含まれるトリアシルグリセロールは，**リポたんぱく質リパーゼ(LPL)**によって加水分解され，遊離脂肪酸となって脂肪組織に移行する。脂肪組織では，取り込んだ遊離脂肪酸とインスリンによって細胞内に取り込まれたグルコースを利用して，トリアシルグリセロールを合成して貯蔵する。

　貯蔵脂肪の利用では，**ホルモン感受性リパーゼ**が関与する。ホルモン感受性リパーゼが作用すると，脂肪組織に蓄積されたトリアシルグリセロールは遊離脂肪酸とグリセロールに加水分解され，再び血中に放出される。血中遊離脂肪酸は水不溶性であることから血漿たんぱく質であるアルブミンと結合して各臓器・組織に運ばれ，エネルギー代謝に利用される。

　脂肪組織では，中性脂肪の合成・分解が常に行われている結果，血中遊離脂肪酸や血糖濃度はホルモン支配を受けてほぼ一定に調節されている。食後に分泌されるインスリンは，ホルモン感受性リパーゼの働きを抑制してトリアシルグリセロール分解を抑え，血糖の取り込みや貯蔵脂肪の合成を促進する。一方，血糖値を上昇させるグルカゴン，アドレナリン（エピネフリン），ノルアドレナリン（ノルエピネフリン），グルココルチコイド，甲状腺ホルモンなどは，血糖の脂肪組織への取り込みを抑制し，トリアシルグリセロール分解と遊離脂肪酸の血中放出を促進する。

D.　コレステロール生合成

　体内のコレステロールは，食事から摂取・吸収されたものと肝臓で合成されたものがあるが，コレステロールの腸管からの吸収率は低いため，そのほとんどは肝臓で合成されたものである。

　コレステロールは動物界に広く存在し，エネルギーにはならないが，生体膜の構成成分であり膜の流動性などの

機能を調節している。また，胆汁，性腺ホルモンや副腎皮質ホルモンなど**ステロイドホルモン**の材料，ビタミンDの前駆体となる重要な脂質である。

　コレステロール生合成は，体内においては主に肝臓であるが，副腎皮質，皮膚，小腸，生殖腺，大動脈壁などでも合成される。コレステロールの前駆体は，糖質代謝や脂肪酸のβ酸化で生じるアセチルCoAであり，細胞質で行われる（図Ⅳ-17）。2分子のアセチルCoAから**HMG-CoA（3-ヒドロキシ-3-メチルグリタリルCoA）**が生成された後，小胞体に局在する**HMG-CoA 還元酵素（HMG-CoA レグクターゼ）**の作用で**メバロン酸**が合成される。メバロン酸からスクアレン酸などいくつかの代謝中間体と，数段階の酵素反応を経て，コレステロールが合成される。

　なお，HMG-CoA 還元酵素はコレステロール生合成経路における律速酵素（その代謝経路で反応全体の速度を支配する酵素）であり，その代謝産物であるメバロン酸やコレステロールによってフィードバック阻害を受ける。そのため，食事由来のコレステロールが細胞内に増加した時もHMG-CoA還元酵素の活性は阻害され，肝臓におけるコレステロール生合成は抑制される。

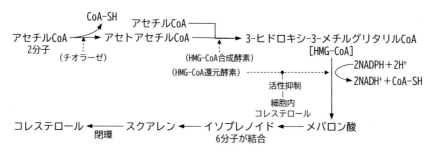

図Ⅳ-17　アセチルCoAからのコレステロール合成経路の概略

E．リン脂質の生合成

　リン脂質はリン酸部分で極性を持つことから水によく溶ける。**グリセロリン脂質**と**スフィンゴリン脂質**に分けられ，主として動植物や微生物の生体膜を形成する必須成分であり，物質の選択透過性や細胞のシグナル伝達に関与している。とくに，スフィンゴリン脂質は，脳や神経系の細胞に多く含まれ，神経線維被膜であるミエリン鞘（図Ⅳ-18）の主成分として知られ，神経の速やかな伝導に貢献している。

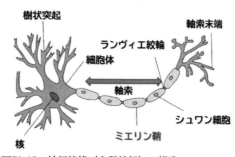

図Ⅳ-18　神経線維（有髄神経）の構造

　なお，グリセロリン脂質には，**ホスファチジン酸，レシチン**などがある。このグリセロリン脂質とトリアシルグリセロールの生合成経路は共通している（図Ⅳ-16）。

F．エネルギー利用のための脂肪酸のβ酸化経路

　貯蔵エネルギーの大半は脂肪組織に蓄積された中性脂肪（トリアシルグリセロール）である。この貯蔵脂肪を利用するために**ホルモン感受性リパーゼ**が活性化されると，脂肪酸が切り離されて血中に放出される。放出された遊離脂肪酸は水不溶性であるため血中輸送たんぱく質であるアルブミンと結合して各組織に運搬されてエネルギー代謝に利用される。**β酸化**は，細胞内のミトコンドリアのマトリックスで行われ，脂肪酸からエネルギーを産生するための前駆体である**アセチルCoA**を作り出す過程である（図Ⅳ-19）。

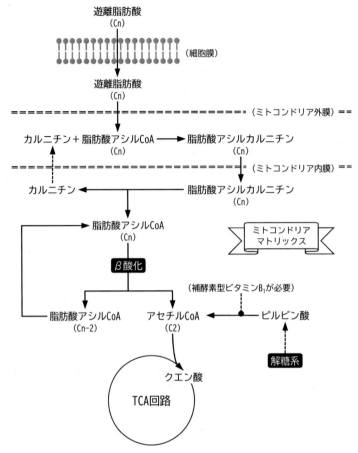

図Ⅳ-19　β酸化経路の概略

　細胞内に取り込まれた脂肪酸は，細胞質中でアシル CoA シンテターゼによって脂肪酸アシル CoA に変換された後，ミトコンドリアのマトリックスに移動して β 酸化の過程に入り，炭素分子が 1 つおきに酸化されてアセチル CoA を生じて TCA 回路に入って代謝される。なお，脂肪酸アシル CoA はミトコンドリア外膜を通過できるが内膜は通過できない。そこで，**カルニチン**と CoA が交換されて脂肪酸アシルカルニチンに変換される。こうして内膜を通過した脂肪酸アシルカルニチンは，再びカルニチンと CoA が交換されて脂肪酸アシル CoA になる。β酸化では，脂肪酸アシル CoA がすべてアセチル CoA に変わるまで繰り返して進む（脂肪酸のほとんどは偶数個の炭素を有する）ことから，基質となる脂肪酸長（炭素数）の半数のアセチル CoA（例えば，炭素鎖 16 のパルミチン酸では β 酸化が 7 回繰り返されて，8 分子のアセチル CoA）が生じる。

　なお，この代謝経路では補酵素としてビタミン B_1 を必要としないため，脂質をエネルギーとして利用することは，ビタミン B_1 の節約となる。

G．エネルギー利用のためのケトン体生成

　アセト酢酸，β-ヒドロキシ酪酸，アセトンを総称して**ケトン体**という。脂肪酸の β 酸化や，グルコースの解糖系で生じるアセチル CoA は，クエン酸回路に入る前にケトン体の生合成に進むことができる。この経路では，2 分子のアセチル CoA が縮合してアセトアセチル CoA となり，さらに 1 分子のアセチル CoA が結合すると，ケトン体合成とコレステロール合成に分岐点となる化合物である HMG-CoA が生成される。

　糖尿病や飢餓などによって，糖のエネルギー利用（細胞内への糖の供給）が低下し，ミトコンドリア内でのオキサロ酢酸が不足した場合，脂肪酸から生成されたアセチル CoA が肝臓で完全に酸化されにくくなり，アセトアセチル CoA を生じる（図Ⅳ-20）。このアセトアセチル CoA からアセト酢酸，β-ヒドロキシ酪酸，アセトンなどのケトン体が発生する。

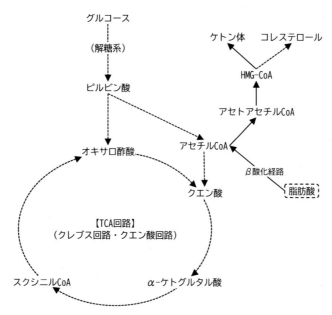

図Ⅳ-20　糖尿病または飢餓時のケトン体産生亢進の流れの概略
破線の流れは低下，実線の流れは亢進。

　なお，ケトン体は肝臓のミトコンドリアで生じるが，肝臓ではケトン体を処理する酵素であるチオホラーゼ活性が低いため血中に放出し（肝臓では利用できない），他の組織で再びアセチル CoA に戻してエネルギー代謝に利用させている。とくに心臓や骨格筋の他，飢餓時には脳でもエネルギー利用が可能である。

　血中ケトン体の増加はケトン血症，尿中排泄される場合はケトン尿症である。また，ケトン体は酸性のため，ケトン血症は血液が酸性に傾き，**ケトーシス**（または**ケトアシドーシス**）となる。なお，アセトンは尿中の他に呼気中にも排泄され，その特有の臭いはアセトン臭と呼ばれる。

Ⅴ．たんぱく質の栄養

Ⅴ．1　たんぱく質・アミノ酸の構造と種類

A．アミノ酸の構造と化学

　たんぱく質は細胞の細胞質を構成するための主成分であり，人体では，水分を除くと，約50％を占める。たんぱく質は遺伝子の遺伝情報に基づいて，**アミノ酸**（amino acids）が特定の配列順序で**ペプチド結合**した高分子化合物である。なお，アミノ酸はその誘導体も含めると自然界に約300種類あるといわれるが，遺伝情報に基づいてたんぱく質を構成するのは20種類あり，このアミノ酸が様々な順序や数で結合することから，たんぱく質の種類は無数に存在していることとなる。

　たんぱく質を構成するアミノ酸は，表Ⅴ-1に示すような20種類があり，遺伝子を構成する塩基3つを1セットとした暗号（コドン）に対応して指定されたアミノ酸が結合してたんぱく質が合成される。なお，これらアミノ酸のうち9種類のアミノ酸（図中★付）は，体内で合成できないか合成できても合成速度が遅いため，必要に間に合わず食物から摂取しなくてはならないことから，**必須アミノ酸（不可欠アミノ酸）**と呼ばれている。

表Ⅴ-1　たんぱく質を構成するアミノ酸

分類		名称（略号）	
脂肪族アミノ酸		グリシン（Gly）	アラニン（Ala）
	分岐鎖（分枝）アミノ酸	★バリン（Val）	★ロイシン（Leu）
		★イソロイシン（Ile）	
ヒドロキシアミノ酸		セリン（Se）	★スレオニン（Thr）
酸性アミノ酸とそのアミド		アスパラギン酸（Asp）	グルタミン酸（Glu）
		アスパラギン（Asn）	グルタミン（Gln）
塩基性アミノ酸		アルギニン（Arg）	★リジン（Lys）
		★ヒスチジン（His）	
含硫アミノ酸		システイン（Cys）	★メチオニン（Met）
芳香族アミノ酸		★フェニルアラニン（Phe）	チロシン（Tyr）
		★トリプトファン（Trp）	
イミノ酸※		プロリン（Pro）	

★付は，必須アミノ酸
※イミノ酸は，正確にはアミノ酸ではないが，通常アミノ酸に含まれる。

　これらアミノ酸の構造において共通しているのは，図Ⅴ-1に示すように**アミノ基**を持っている点である。アミノ基には窒素（N）を含まれている。この窒素は，一部のビタミンを除いて他の栄養素にはない特徴である。このことから，アミノ酸（たんぱく質）は唯一の窒素源といわれる。

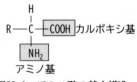

図Ⅴ-1　アミノ酸の基本構造

　また，アミノ酸の化学構造による特徴として，あるpHにおいて水溶液中でアミノ酸は，カルボキシ基（−COOH）からH$^+$を放出して−COO$^-$となり，アミノ基（−NH$_2$）はH$^+$を得て−NH$_3^+$となる両性（両極性）電解質である。両極性の状態になるpHをそのアミノ酸の**等電点（PI）**というが，この等電点はアミノ酸を構成する側鎖の構造の違いによって異なるが，等電点より酸性に傾くとアミノ酸はカルボキシ基にH$^+$を得て陽イオンとなり，アルカリ性に傾くとH$^+$を放出して陰イオンとなる性質を持っている（図Ⅴ-2）。この両極性でもって遊離のアミノ酸は緩衝作用を示し，体液の酸・アルカリ平衡に関わっている。

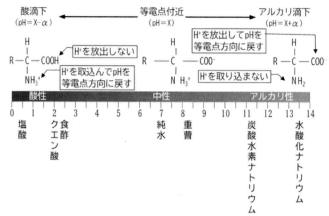

図Ⅴ-2　アミノ酸の両極性

B．アミノ酸の結合とたんぱく質

　たんぱく質を構成するアミノ酸は，図Ⅴ-3 に示すペプチド結合によってつながっている。

　通常，2〜10 個未満の数でアミノ酸が結合したものをオリゴペプチド（小ペプチド）といい，そのうち特にアミノ酸が 2 個結合したものをジペプチド，3 個結合したものをトリペプチドという。また，10 個以上のアミノ酸が結合したものをポリペプチドといい，アミノ酸が 50 個以上になると通常たんぱく質と呼んでいる。なお，ポリペプチドからたんぱく質までの間にペプトンやプロテオースという呼び名を経ることもあるが，実際には，ポリペプチドからたんぱく質までで呼称の区別に厳密な定義はない。

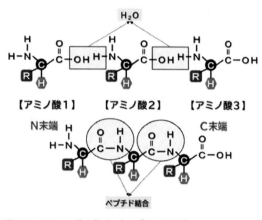

図Ⅴ-3　アミノ酸の結合（ペプチド結合）

　たんぱく質の窒素含有割合は，たんぱく質の種類によって多少異なるが，平均して 16％である。したがって，100／16 すなわち 6.25 を窒素−たんぱく質換算係数（たんぱく質換算係数）といい，窒素量を測定してこれに 6.25 を乗ずることでたんぱく質量の概数が算出できる。

C．たんぱく質の高次構造

　たんぱく質を構成するアミノ酸は，細胞内のリボソームで連結される。このアミノ酸の配列順序をたんぱく質の一次構造という。たんぱく質は，二次元的な一次構造の状態では機能を持たず，粗面小胞体やゴルジ装置で立体的な高次構造に修飾を受けて機能を持つようになる。

　一次構造を持ったポリペプチド鎖のペプチド結合の N-H と C=O 間で水素結合が形成されて規則的な構造（α ヘリックス構造や β シート構造のような，主鎖のらせん・折りたたみ構造）となった状態を二次構造という。次に，ポリペプチド鎖の側鎖が複雑に結合して折りたたまれた立体構造になる。これを三次構造という。さらに，三次構造をとるサブユニットが様々な結合力によって会合してたんぱく質複合体として存在する構造となる。これを四次構造という。このようにたんぱく質は，その構造を安定に保つ結合によって図Ⅴ-4 のような高次構造を形成し，様々な働きを示すようになる。

Ⅴ．たんぱく質の栄養

　この高次構造は熱，酸，塩基，尿素，光，圧力などの物理的・化学的作用によって壊される。この高次構造の破壊をたんぱく質の変性といい，とくに変性たんぱく質が会合することを凝固という。なお，一次構造が壊されることを分解という。

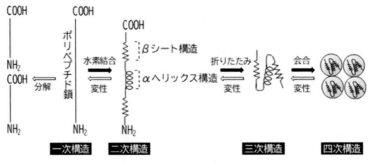

図Ⅴ-4　たんぱく質の高次構造

Ⅴ．2　たんぱく質・アミノ酸の消化吸収

　たんぱく質の消化吸収過程の概略を図Ⅴ-5 に示す。

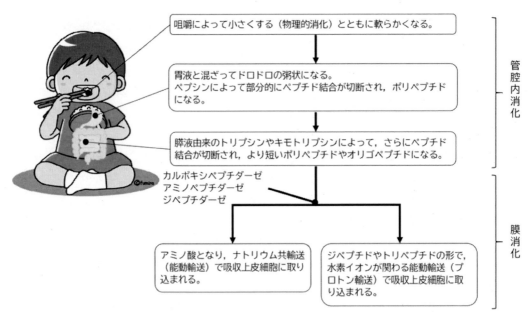

図Ⅴ-5　たんぱく質の消化吸収の過程

　まず，唾液中にはたんぱく質を分解する酵素が含まれないため，咀嚼による機械的（物理的）消化のみであり，たんぱく質の消化の第一段階は，胃で行われる。胃粘膜細胞のうちの壁細胞から分泌された胃酸（HCl）によってたんぱく質は変性を受けて消化酵素の作用を受けやすくなる。そして，同じく胃粘膜細胞の主細胞から分泌された**ペプシノーゲン**が胃酸によって活性をもった**ペプシン**というたんぱく質分解酵素に変化してペプチド結合を部

分的に切断し，アミノ酸数の少ないたんぱく質やポリペプチドにまで分解する。

　胃の内容物が十二指腸に移行すると，酸性の内容物は膵液によって中和される。膵液中にはたんぱく質分解酵素である**トリプシン**（**トリプシノーゲン**として分泌され，小腸粘膜に存在する**エンテロペプチダーゼ**によってトリプシンとなる），**キモトリプシン**（**キモトリプシノーゲン**として分泌され，トリプシンによってキモトリプシンとなる），**カルボキシペプチダーゼ**（プロカルボキシペプチダーゼとして分泌され，トリプシンによってカルボキシペプチダーゼとなる）などによってペプチド結合の切断が進んでオリゴペプチドとなる。さらに，小腸粘膜の膜消化酵素である**アミノペプチダーゼ**やトリペプチダーゼ，**ジペプチダーゼ**などの膜消化酵素によって分解されてアミノ酸やジペプチド，トリペプチドとなって吸収される。なお，小腸粘膜上皮細胞における膜消化と連動して，たんぱく質消化の最終産物である遊離アミノ酸やジペプチド，トリペプチドが特異的輸送体を介した二次性能動輸送で小腸粘膜上皮細胞内に取り込まれる

　小腸粘膜でのアミノ酸の吸収は，ナトリウムイオンが関与した能動輸送によって行われ，その輸送系はアミノ酸の電荷や構造によって異なることから，複数の輸送体が存在することになる。ジペプチドやトリペプチドの吸収は，アミノ酸の経路とは異なり，水素イオン（プロトン）が関与した能動輸送（**プロトン共輸送**）で吸収される。そのため，同一組成のアミノ酸混合物よりも速い（例えば，グリシン2分子よりも2分子のグリシンがペプチド結合したグリチルグリシンの吸収の方が速い）。

吸収されたアミノ酸は毛細血管に入り，肝門脈を経て肝臓に運ばれ，次のようなことに利用される。

① たんぱく質に再合成され，肝細胞のたんぱく質や血漿たんぱく質となる。なお，血漿たんぱく質の60%は**アルブミン**である。

② アミノ酸の一部は肝臓で分解され，アミノ基は尿素となって腎臓から排泄される。炭素骨格からは糖質またはケトン体が作られる。

③ 肝臓から血液中に入ったアミノ酸は，全身の組織に運ばれ，たんぱく質の合成などに利用される。

Ⅴ. 3　たんぱく質・アミノ酸の代謝

A. たんぱく質・アミノ酸代謝とアミノ酸プール

　1905年に O.K.O. フォリン（1867〜1934）は，たんぱく質の代謝には，体たんぱく質の再合成を行う内因性代謝と，利用されずに酸化分解される外因性代謝があるとした（フォリンの二元論）。これは，表Ⅴ-2 に示すように，とくに尿素窒素は摂取たんぱく質量で大きく変動するものの，クレアチニン窒素は摂取たんぱく質量に関わらず一定であることから，筋肉

表Ⅴ-2　摂取たんぱく質量の違いによる尿中窒素化合物排泄量の変化 (g/日)

	高たんぱく質	低たんぱく食
全　尿　素 -N	16.8	3.6
尿　　　素 -N	14.8	2.2
アンモニア -N	0.5	0.4
尿　　　酸 -N	0.2	0.1
クレアチニン -N	0.6	0.6
そ　の　他 -N	0.9	0.3

は体たんぱく質の大部分を占めており，筋たんぱく質の分解産物はクレアチニンであるという想定に則って尿クレアチニンが組織たんぱく質の分解の指標（非酸化的異化）と考え，多量のたんぱく質摂取は，単に糖質や脂質と同じような働きのために浪費している（酸化的異化）と考えた。すなわち，食物によって供給されたたんぱく質は，吸収された後に大部分が肝，腎を経て尿中に排泄される一方で，体たんぱく質は食物（摂取）たんぱく質と関係なく一定速度で代謝され，その不足分のみ摂取たんぱく質で補っている（内因性代謝と外因性代謝は別物である）という考えである（図Ⅴ-6）。

V．たんぱく質の栄養

　しかし，その約30年後に，シェーンハイマーらの実験によって，この考え方は覆された。この実験では，体重の増加しない状態にあるラットに^{15}N-Leu（自然界の窒素は^{14}Nであり，^{15}Nは水素と窒素で二重標識したものである）を含む食事を3日間与え，尿，便，体内の^{15}Nを測定した。フォリンの二元論に従うと摂取された^{15}Nの大半が尿を通じて回収されるはずであったが，この実験の結果，ラットの体重は変化していない（体重が増加したのであれば筋たんぱく質量の増加によって体内の^{15}Nも増加する）にも関わらず，体内に食事で与えたNの65%が^{15}Nであった（65%が取り込まれた）。この結果よって，たんぱく質代謝はフォリンの二元論のように内因性と外因性代謝にはっきり区別されるのではなく，体たんぱく質は絶え

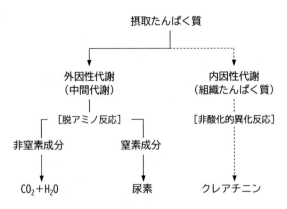

図V-6　フォリンの二元論の考え方
　実線は，たんぱく質摂取に即応して変動するたんぱく質の代謝経路，破線は組織たんぱく質特有の代謝経路を示している。なお，筋肉は体たんぱく質の大部分を占めており，筋たんぱく質の分解産物がクレアチニンであるという想定に則っており，尿中クレアチニンが組織たんぱく質の分解の結果であるとしている。

ず合成分解を繰り返す動的状態にあって機能的に平衡が保たれていることが明らかとなった（**動的平衡論**）。そして，血液や肝臓などの組織には，食品たんぱく質の消化・吸収によるアミノ酸と，体組織などを構成していたたんぱく質が分解されて生じたアミノ酸とが混ざり合って存在している状態から，図V-7に示すような「**アミノ酸プール**」といわれる概念が成立した。

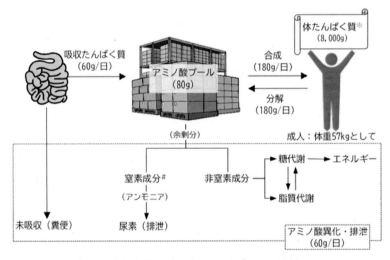

図V-7　たんぱく質代謝の動的平衡論（アミノ酸プールの概念）
　※ 筋肉，結合組織，血液，酵素，ホルモンなど
　# 非たんぱく質性窒素含有物，ホルモン，神経伝達物質など

　このように体たんぱく質は，常に分解と合成が行われて**代謝回転**（turnover）している。この代謝回転速度は，年齢によってはもちろんのこと体たんぱく質の種類によって異なり，数分から数ヶ月と様々である。なお，構成するアミノ酸の半分が入れ替わるのに要する期間（半減期）は，肝臓で約12日，筋肉で約80日，骨で約120日とされている。

　また，血漿たんぱく質は肝臓で合成されて，組織たんぱく質に比べて一般に代謝回転が速い。血漿たんぱく質のうち約60%が**アルブミン**であるが，このアルブミンは食事たんぱく質を多く摂取すると肝臓において合成が増

して血中濃度が上昇する。一方，栄養状態が低下すると，肝臓におけるアルブミン合成が減少し，血中アルブミン濃度は比較的鋭敏に反映することから，たんぱく質栄養状態の指標として用いられる。しかし，血中アルブミン濃度はたんぱく質の栄養状態に対して比較的鋭敏に反映するとはいえ，その半減期は 17～23 日であることから，短期的な栄養状態の指標にはなりがたい，そこで，短期的な指標としては，血漿プレアルブミン（別名**トランスサイレチン**：半減期 2～3 日），**トランスフェリン**（半減期 8～10 日），**レチノール結合たんぱく質**（半減期 0.4～0.7 日）など非常に代謝回転の速い（半減期が短い）たんぱく質を用いる。これらのたんぱく質を総称して**急速代謝回転たんぱく質**（**短半減期たんぱく質**：Rapid Turnover Protein：**RTP**）という。

B．アミノ酸代謝

① アミノ基転移反応と酸化的脱アミノ反応

　体たんぱく質などの合成に利用されなかった過剰のアミノ酸は，肝臓においてアミノ基と炭素骨格部分に分解される。このアミノ基の離脱は，アミノ基転移反応と酸化的脱アミノ反応が共同して行っている。

　アミノ基転移反応は，アミノ酸が α-ケト酸にアミノ基を移す反応で，ほとんど全ての臓器で進行する反応である。動物組織ではグルタミン酸がほとんど全てのアミノ基転移反応に関与し，受容体となる α-ケト酸で効果的なものが，**α-ケトグルタル酸，オキサロ酢酸，ピルビン酸**であり，非必須アミノ酸の相互変換，生体内合成の重要な経路でもある。

　アミノ基転移反応の概念は，図Ⅴ-8 に示すように，アミノ酸から α-ケト酸へのアミノ基の受け渡しであり，このときに関わる**アミノ基転移酵素**（**トランスアミナーゼ**，または**トランスフェラーゼ**）の補酵素として，**ピリドキサールリン酸**（補酵素型ビタミン B$_6$）が関与することから，たんぱく質の摂取量が増加すると，ビタミン B$_6$ の必要量も増加する。

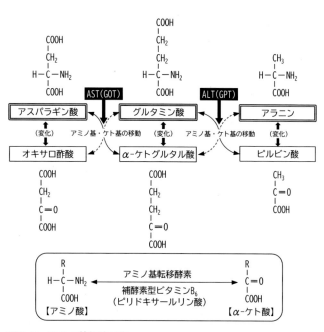

図Ⅴ-8　アミノ基転移反応
　アミノ基転移酵素は，アミノトランスフェラーゼ（アミノトランスアミナーゼ）とも呼ばれる。　AST（アスパラギン酸トランスフェラーゼ）はGOT（グルタミン酸・オキサロ酢酸トランスアミナーゼ）とも，またALT（アラニントランスフェラーゼ）はGPT（グルタミン酸・ピルビン酸トランスアミナーゼ）とも呼ばれる。

　なお，図Ⅴ-8 は代表的なアミノ基転移反応を示しているが，これらアミノ基転移反応に関わる酵素である**アスパラギン酸トランスフェラーゼ**（**AST**：**グルタミン酸・オキサロ酢酸トランスアミナーゼ，GOT** とも呼ばれる）および**アラニントランスフェラーゼ**（**ALT**：**グルタミン酸・ピルビン酸トランスアミナーゼ，GPT** とも呼ばれる）は，血液生化学検査における**肝臓逸脱酵素**として肝機能検査の指標としても使われている（肝炎などによって肝細胞が破壊されると，これらの酵素が血流に逸脱することから，血液検査において酵素活性を測定すると活性値が高くなる）。

　アミノ基転移反応は，アミノ酸と α-ケト酸の間で，アミノ基を受け渡す反応であることから，アミノ酸の完全消費にはなっていない。そこで，アミノ基転移反応に続くアミノ酸（窒素化合物）の完全消去のための反応とし

て**酸化的脱アミノ反応**があり，この反応には**グルタミン酸脱水素酵素（グルタミン酸デヒドロゲナーゼ）**による
ものと**アミノ酸酸化酵素（アミノ酸オキシダーゼ）**によるものがある。

グルタミン酸脱水素酵素による反応は，主として肝臓のミトコンドリアで進行し，グルタミン酸がアンモニア（NH_3）
を生じて α-ケトグルタル酸となる反応である。

この反応には補酵素**NAD（ニコチンアミドアデ
ニンジヌクレオチド：補酵素型ナイアシン）**が必要
である（図Ⅴ-9）。なお，ここで生成された α-ケ
トグルタル酸は，クエン酸回路の一員としてエネ
ルギー代謝に利用されたり，アミノ基転移反応の
基質として利用されたりする。また，生成された
アンモニアは後に記す尿素回路で処理を受ける。

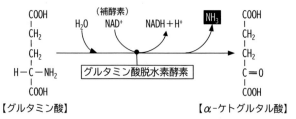

図Ⅴ-9　グルタミン酸脱水素酵素による酸化的脱アミノ反応
水との反応でグルタミン酸から1分子の水素が取られるため「酸化的」

　アミノ酸酸化酵素による反応は，肝・腎にある α-アミノ酸を α-ケト酸とアンモニアに分解する酵素によるも
ので，補酵素として**FMN（フラビンモノヌクレオチド：補酵素型ビタミンB_2）**が働く反応である（図Ⅴ-10）。こ

の反応で生じた**FADH$_2$（フラビンアデニンジヌ
クレオチド2水素）**は，酸素（溶存酸素）と反応し
て過酸化水素（H_2O_2）を生成する。この過酸化水
素は生体にとって有毒（活性酸素を有し，細胞膜
などの過酸化に作用する）であるため，細胞内の
ペルオキシソーム内の酵素であるカタラーゼに
よって酸化されて水に変えられる。また，この反
応で生じた**イミノ酸**（イミノ基：＝NH）は，非酵
素的に α-ケトグルタル酸になると同時にアン
モニアを生成する。

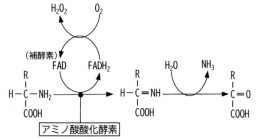

図Ⅴ-10　アミノ酸酸化酵素による酸化的脱アミノ反応

②　生成α-ケト酸からの代謝方向によるグループ（糖原性アミノ酸とケト原性アミノ酸）

　アミノ酸からアミノ基が転移されて生成された α-ケト酸は，次の2つの流れに分かれて代謝され，その進む方
向でアミノ酸をグループに分けることができる（表Ⅴ-3）。

表Ⅴ-3　糖原性アミノ酸とケト原性アミノ酸の分類

種　類	アミノ酸	備　考
糖原性アミノ酸	Gly・Ser・Ala・Cys・Met・Val・His Arg・Pro・Asp・Glu・Asn・Gln	糖質代謝系に合流
ケト原性アミノ酸	Leu・Lys	脂質代謝系のみに合流
糖原性かつケト原性	Trp・Phe・Tyr・Ile・Thr	糖質代謝系と脂質代謝系の どちらにも合流

□で囲まれたアミノ酸は，必須アミノ酸である。

【覚え方】
1. ざっくりと，非必須アミノ酸＝糖原性アミノ酸（糖原性の性質を持つ）
2. 非必須アミノ酸のうちTyrのみケト原性の性質も持つ。
3. 必須アミノ酸の大半はケト原性の性質を持つ
4. 必須アミノ酸のうちLeu・Lysは，ケト原性のみの頑固者
5. 必須アミノ酸のうちHis・Met・Valは，糖原性のみの変わり者
6. 残りの必須アミノ酸は，ケト原性＋糖原性のご都合主義
　　　　　　※His・Met・Val＝姫ばあさん

ほほほ
おせんべいは
お米（糖）から
作られますのよ

① ピルビン酸あるいは TCA 回路の中間体となって糖質代謝に合流する。

　このグループのアミノ酸は糖新生系に入り，グルコースを生成できることから**糖原性アミノ酸**と呼び，主に非必須アミノ酸がこれに属する（必須アミノ酸では，Thr，Met，Val）。

② アセチル CoA あるいはアセト酢酸に変化し，脂質代謝経路に合流する。

　このグループのアミノ酸は，アセチル CoA から脂肪酸やステロイドに変化することから**ケト原性アミノ酸（ケトン体産生アミノ酸）**と呼ばれ，主に必須アミノ酸がこれに属する。なお，ケトン体産生アミノ酸のうち，ロイシンとリジンは，脂肪代謝だけに組み込まれるが，その他は糖代謝にも組み込まれる（Phe から合成可能な非必須アミノ酸である Tyr はこちらに属する）。

③　アンモニアの処理（オルニチン回路）

　アミノ酸からアミノ基が切り離されてアンモニアが生成されるが，このアンモニアは非常に毒性か高く，血中濃度が高くなる（**高アンモニア血症**）と脳神経細胞が傷害を受けて昏睡に陥り（**肝性脳症**），死に至る。このアンモニアを解毒する機構として，主として肝臓で行われる**尿素サイクル（オルニチン回路）**がある（図V-11）。これによって，アンモニアは比較的毒性の低い**尿素**に変換され，尿素は腎糸球体でろ過を受けて尿中に排泄される。

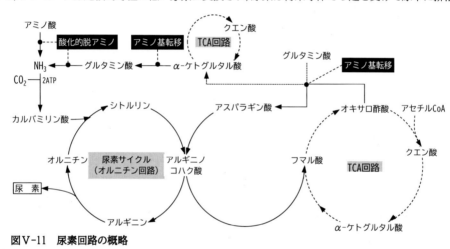

図V-11　尿素回路の概略

　尿素サイクルの第一段階は，酸化的脱アミノ反応によって発生したアンモニア（NH_3）と二酸化炭素（CO_2）から，2 分子の ATP を使って**カルバミリン酸**を生成する。カルバミリン酸はその後**オルニチン**と結合してオルニチン回路の中間代謝産物である**シトルリン**となり，シトルリンはアスパラギン酸と結合してアルギニノコハク酸となる。アルギニノコハク酸は，フマル酸を遊離して，尿素の直接の前駆体であるアルギニンを生じさせる。このアルギニンは，アルギナーゼによって水解され，オルニチンと尿素を生成する。ここで生じた尿素は尿中排出されるが，オルニチンは尿素サイクルで再利用される。なお，この尿素サイクルを十分に回転させるためには，TCA 回路とアミノ基転移反応が十分に進行していることが必要となる。つまり，１つの代謝系だけで進むのではなく，オルニチン回路とクエン酸回路が歯車のように回転することで，円滑に代謝が行われる。

Ⅴ. 4 たんぱく質・アミノ酸の働き

たんぱく質の働きをまとめると次のようになる。

① 生体の構成成分になる

細胞本体の構成成分だけでなく，筋肉（アクチン，ミオシン），骨（コラーゲン），髪や爪（ケラチン），結合組織（コラーゲン）などの構成成分になっている。

② 酵素となる

生体内での大部分の化学反応を触媒する様々な酵素の本体である。そのため，たんぱく質は熱や pH によって変性を受けるため，酵素にはその活性のための至適温度や至適 pH があり，そこから大きく外れることによって酵素は変性を受けて失活する。また，変性によって逆に活性を示すようになることもある。

③ホルモンとなる

インスリンや脳下垂体ホルモンなど代謝調節機能をつかさどるホルモン（ペプチドホルモン）となる。

④免疫反応に関わる

免疫反応の抗体となる免疫グロブリン（イムノグロブリン：IgA, IgG, IgE, IgM）や，免疫反応に関わるサイトカイン（インターロイキン，インターフェロンなど）となる。

また，たんぱく質の栄養状態によって，マクロファージの貪食能が低下するなど，細胞性免疫の機能にも影響を及ぼす（図Ⅴ-12）。

⑤体液の浸透圧調節

アルブミンなどの血漿たんぱく質は分子が大きいため毛細血管を通過できないため，組織液に対して血液の浸透圧が高くなる。これを**膠質浸透圧**という。この圧によって，毛細血管の静脈側では水が組織細胞から血液中に移動し，同時に二酸化炭素や老廃物を血中に排出する（図Ⅴ-13）。

しかし，たんぱく質欠乏などによって血漿たんぱく質濃度が低下すると，膠質浸透圧も低下して血圧との圧差が変化し，組織間隙に水分が貯留して**浮腫**（むくみ）が生じる（動脈側では通常よりも強い力で水分は組織へ移動するが，静脈側では通常よりも弱い力で血液へ水分が戻されるためにバランスが崩れる）。

⑥ 酸塩基平衡のための緩衝作用

等電点の pH 付近でアミノ酸は両性電解質であることから分子内にプラスとマイナスの両方の電荷を持っている。これによって血中の酸や塩基（アルカリ）を補足して中和する働きがあり，血液の pH を弱アルカリ性に保っている。

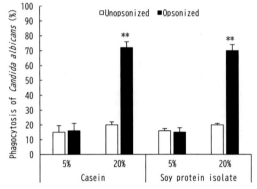

（手嶋ら，1995年）

図Ⅴ-12　マクロファージの　カンジタ貪食能に対するたんぱく質摂取の影響

データは，平均値±SD（各群マウス6匹ずつ）。

Opsonizeとは，微生物などの抗原に抗体や補体を結合させ，抗原がマクロファージなどの食細胞に取り込まれやすくなるようにする処理である。

UnopsonizedとOpsonizedの母平均の差の検定は，一元配置分散分析およびScheffeの多重比較検定で行われた（** $p<0.01$）。

【正常の場合】

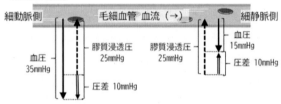

【膠質浸透圧が低下した場合】

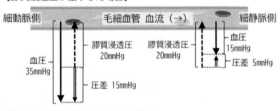

図Ⅴ-13　膠質浸透圧と水の移動

⑦ 酸素や栄養素の運搬

　酸素を運搬するヘモグロビン，脂肪を運搬するリポたんぱく質，鉄を運搬する**トランスフェリン**などの本体である。また，血漿たんぱく質の約60％を占めるアルブミンは，脂肪組織に蓄積された中性脂肪から分離された遊離の脂肪酸や，ヘモグロビンの分解で生じて胆汁色素となるビリルビンの運搬などを司る輸送たんぱく質である。

⑧ エネルギー源となる

　アミノ基と炭素骨格部分に分解され，炭素骨格部分は解糖系やTCA回路に入り，燃焼してエネルギーを生じる。この場合，たんぱく質1gあたり4kcalの熱量となる。

Ⅴ．5　たんぱく質の栄養価
A．たんぱく質の栄養価の評価方法の大別

　たんぱく質に求める本来の働きは，体の構成材料や体の調節を整えるための因子になること（Ⅴ.4に記した①～⑦）であるが，食品中のたんぱく質はその種類によって構成材料としての生体内で利用される割合（利用率）が異なる。各食品のたんぱく質を構成する必須アミノ酸の量及び組成が人体の必要に適合しているたんぱく質は利用率が高いことから，良質たんぱく質と呼ばれる。一般に動物性たんぱく質や大豆たんぱく質は良質であり，大豆以外の植物性たんぱく質は栄養価が劣る。

　たんぱく質の栄養価の評価方法は，ヒトや動物を対象として摂取したたんぱく質が体内にどの程度保留されるかを測定する**生物学的評価方法**と，食品中たんぱく質を構成する必須アミノ酸の量と組成を分析して基準のアミノ酸パターンと比較して評価する**化学的評価方法**に大別される。なお，これらの方法の利点と欠点は表Ⅴ-4の通りである。

表Ⅴ-4　たんぱく質の質の評価方法としての生物学的と化学的の利点と欠点

	利　　点	欠　　点
生物学的方法	たんぱく質の摂取量，消化・吸収率，排泄量などを測定して生体内への保留量（率）を算出したり，体重の変化量の測定などを行うため，実際のたんぱく質利用の流れに即し，栄養価判定の理にかなっている。	組織たんぱく質の半減期等を考えると，多くの場合実験に要する期間が長く，生体を利用するため個体差や環境差などによる誤差も大きく，管理も煩雑になりやすい。また，現実問題として数多くの食品たんぱく質全てについてこの方法で測定することは不可能に近い。
化学的方法	食品中のたんぱく質のアミノ酸分析を行い，基準となるパターンと比較するだけであることから生物学的方法に比べて1種類の試料の判定に要する時間が格段に短い。	実際に摂取をしておらず，消化・吸収等も考慮していないため，本来のたんぱく質の利用の流れには即していない。また，基準となるアミノ酸パターンをどうするかによって算出される栄養価の判定が異なる（ただし，現在では一般に世界的な統一基準を用いる場合が多い）。

Ⅴ．たんぱく質の栄養

B．生物学的評価方法

　生物学的評価方法は，ヒトや実験動物などの生体を用いて実際にたんぱく質を摂取させ，その摂取量や吸収量，排泄量，体重の変化などを測定する方法であり，体重増加法や窒素出納法などがある。

①　たんぱく質効率

　たんぱく質効率（PER：Protein Efficiency Ratio）は，その名の通りたんぱく質利用の効率を成長期にある生体の体重増加でもって評価する方法である。たんぱく質摂取量の違いを考慮するため，摂取たんぱく質 1g あたりの体重増加量で示す。なお，摂取たんぱく質量や摂取エネルギー量に影響されるので，これらを一定にした条件で測定したものでなければ比較できない。

$$たんぱく質効率（PER）＝体重増加量／摂取たんぱく質量$$

②　生物価

　生物価（BV：Biological Value）は，吸収された窒素のうち体内に保留された窒素の割合（％）を示したものである。たんぱく質の栄養価が高いと吸収された窒素量に対して体内保留率が高いが，栄養価が低いと吸収されても体内に保留されずに排泄されてしまう。このことから，一定量のたんぱく質を摂取した後に吸収窒素に対する体内保留窒素の割合を測定する。

　なお，たんぱく質を摂取しなくても糞中や尿中に窒素が排泄される。そのため，これら内因性の窒素排泄量を補正する必要がある。なお，内因性排泄量（無たんぱく質食摂取時）のうち糞中窒素排泄は消化液や腸粘膜の脱落，腸内細菌などに由来し，尿中排泄は体たんぱく質が常に合成・分解されていることによるものである。

$$生物価（BV）＝（体内保留窒素量／吸収窒素量）×100$$

　　※ 吸収窒素＝摂取窒素－（試験食摂取時の糞中窒素－無たんぱく質食摂取時の糞中窒素）
　　※ 体内保留窒素＝吸収窒素－（試験食摂取時の尿中窒素－無たんぱく質食摂取時の尿中窒素）

③　正味たんぱく質利用率

　正味たんぱく質利用率（NPU：Net Protein Utilization）は，摂取窒素量に対する体内保留窒素の割合である。なお，生物価は，体内に吸収されたたんぱく質の利用率を測定しているが消化吸収による損失をみていないため食品たんぱく質としての評価にはならない。そこで，食品たんぱく質としての価値の評価として生物価に消化吸収率を乗じた正味たんぱく質利用率が用いられる。

$$正味たんぱく質利用率（NPU）＝生物価×消化吸収率×100$$
$$＝（体内保留窒素/吸収窒素）×消化吸収率$$
$$＝（体内保留窒素/吸収窒素）×（吸収窒素/摂取窒素）$$
$$＝体内保留窒素/摂取窒素$$

④ 窒素出納

摂取窒素は主にたんぱく質に由来し，体内で過剰のアミノ酸が分解して尿中に排泄されることから，たんぱく質の出納は実質的に**窒素出納**で置き換えることが可能である。体たんぱく質が蓄積することによって窒素出納は正の状態となるが，絶食，外傷，骨折，摂取たんぱく質不足，摂取エネルギー不足，ストレス等では，体たんぱく質の分解が多くなり，窒素出納は負となる。

$$窒素出納＝摂取窒素量－排泄窒素量$$
$$＝摂取窒素量－（尿中窒素量＋糞中窒素量＋汗中窒素量＋経皮損失）$$

なお，たんぱく質は体たんぱく質の合成だけでなくエネルギー源としても利用が可能である。細胞が生きていくためにはエネルギー供給が必須であることから，摂取エネルギー不足の状態では，たんぱく質は優先的にエネルギー利用され，窒素出納は負に傾く。逆にエネルギー摂取が十分であるときには，たんぱく質は優先的に体たんぱく質合成に利用され，窒素出納は正に傾く。そこで，たんぱく質を有効に利用するためには，糖質や脂質で十分にエネルギーを確保することが重要であり，一般的にたんぱく質のエネルギー比は10～15%が良いとされている。

C. 化学的評価方法

化学的評価方法は，基準とする必須アミノ酸を中心とした人体に理想的なたんぱく質 1g あたりの各アミノ酸量のパターンに対する各食品たんぱく質中の当該アミノ酸の基準に対する量の比率を比較して 100%未満のアミノ酸（**制限アミノ酸**）を調べ，その最低値のアミノ酸（**第一制限アミノ酸**）の数値を評価値とする方法である。つまり，桶を構成する板のうち 1 枚でも基準の高さに満たないと，そこまでしか水が入らないように，たんぱく質の質も最も低いアミノ酸の量（%）までであるという原理に基づいているのである（図V-14）。

このときの基準とされる必須アミノ酸量のパターンは，通常，1985 年に FAO/WHO/UNU（国際食糧農業機関/世界保健機構/国連大学）が打ち立てた**アミノ酸評点パターン**（表V-5）が用いられ，この場合の評価を**アミノ酸スコア（アミノ酸価）**という。そのほかに，近年はあまり利用されないが，生物学的方法で質が良いと確認されている卵のパターンを基準とした卵価（エッグスコア）や人乳を基準とした人乳価などもある。

なお，化学的評価方法は，機器分析によるものであることから誤差が少なく，評価も容易ではあるが，消化吸収率などを考慮していないことから，必ずしも生物学的評価方法と化学的評価方法で一致するとは限らない。

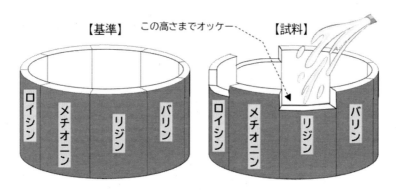

図V-14 化学的評価法によるたんぱく質の質の判定のイメージ（アミノ酸の桶）
基準となる各アミノ酸量（人体に理想的なたんぱく質1gあたりのアミノ酸量）に対する試料中の当該アミノ酸量の割合（%）で桶板を作った場合，水は一番高さの低い所までしか入らない。

表Ⅴ-5　化学的たんぱく質の質判定例（アミノ酸スコア）

必須アミノ酸等		Ile	Leu	Lys	Met Cys	Phe Tyr	Thr	Trp	Val	His	アミノ酸スコア
FAO/WHO/UNU基準（2007年・成人）※ mg/gたんぱく質		30	59	45	22	30	23	6	39	15	
和牛肉かたロース脂身つき（生）	mg/gたんぱく質	45.7	79.7	87.0	37.7	76.1	44.9	11.6	50.7	36.2	100.0
	対基準%	152.2	135.1	193.2	171.3	253.6	195.3	193.2	130.1	241.5	
しらす干し半乾燥品	mg/gたんぱく質	42.0	76.5	86.4	38.5	76.5	44.4	11.6	49.4	27.2	100.0
	対基準%	139.9	129.7	192.0	175.1	255.1	193.2	193.4	126.6	181.1	
鶏卵全卵（生）	mg/gたんぱく質	49.6	81.3	72.4	56.1	95.9	47.2	14.6	61.8	25.2	100.0
	対基準%	165.3	137.8	160.8	255.0	319.8	205.0	243.9	158.4	168.0	
だいず全粒国産（乾）	mg/gたんぱく質	50.3	82.8	68.0	32.2	97.6	44.4	14.5	53.3	29.6	100.0
	対基準%	167.7	140.4	151.2	146.6	325.4	193.0	241.6	136.5	197.2	
精白米うるち米	mg/gたんぱく質	39.3	82.0	36.1	47.5	90.2	36.1	13.8	57.4	26.2	80.1
	対基準%	131.1	138.9	80.1	216.1	300.5	156.8	229.5	147.1	174.9	
小麦粉薄力粉（1等）	mg/gたんぱく質	37.3	73.5	22.9	45.8	84.3	28.9	12.0	44.6	24.1	50.9
	対基準%	124.5	124.6	50.9	208.1	281.1	125.7	200.8	114.3	160.6	
キャベツ（生）	mg/gたんぱく質	25.4	39.2	40.0	20.8	44.6	31.5	8.5	36.9	23.1	66.5
	対基準%	84.6	66.5	88.9	94.4	148.7	137.1	141.0	94.7	153.8	
キャベツのしらす和え（キャベツ100g+しらす10g）	mg/gたんぱく質	37.94	67.48	75.14	34.95	68.79	41.31	10.84	46.36	26.17	100.0
	対基準%	126.5	114.4	167.0	158.9	229.3	179.6	180.7	118.9	174.5	

各食品のアミノ酸量の計算は，「日本食品標準成分表2015年版（七訂）」にて行った。
網掛けは制限アミノ酸であり，かつ太字が第一制限アミノ酸である。

D. アミノ酸補足効果とアミノ酸インバランス

　植物性たんぱく質は，リジン，スレオニン，トリプトファン，含硫アミノ酸（メチオニン＋シスチン）などで制限アミノ酸となることが多いが，動物性たんぱく質にはこれらのアミノ酸が豊富であり，制限アミノ酸を持つこと自体少ない。そこで，動物性たんぱく質と植物性たんぱく質を組み合わせて摂取することによって，互いに不足を補い合って，たんぱく質の栄養価が改善される。これを**アミノ酸の補足効果**という。例えば，表Ⅴ-5において，キャベツの第一制限アミノ酸はロイシン（Leu）であり，アミノ酸スコアは66.5であるが，キャベツ100gにしらす干し10gを加えた「蒸しキャベツのしらす和え（調味料は考慮していないが）」という料理単位でみるとキャベツの制限アミノ酸にしらす干しのアミノ酸が補足され，制限アミノ酸がなくなる。

　通常，動物性たんぱく質比（総摂取たんぱく質に対する動物性たんぱく質の%）が40%以上であれば，その食事のたんぱく質の栄養価は十分に高いと考えてよいが，動物性たんぱく質の摂取過剰は動物性脂肪の摂取過剰にもつながるため，40〜50%の範囲で考える。

　しかし，制限アミノ酸を補足しようとして単一のアミノ酸や一部のアミノ酸を多量に摂取するとかえって栄養価が低下したり，過剰毒性が見られたりすることがある。このような現象を**アミノ酸インバランス**という。とくに，化学構造が類似したアミノ酸を多量に摂取するとそれぞれの間で拮抗作用が発生することがある。

Ⅵ. ビタミンの栄養

Ⅵ. 1　ビタミンの定義と分類

A. ビタミンとは

　体構成成分の素材は食物成分であるが，その摂取された成分をそのまま体に反映しているのではなく，必要な物質を体内で合成している。その合成反応を調節する各種微量成分の1つに**ビタミン**がある。

　ビタミンは，生体機能を正常に維持するために必須の微量栄養素であり，体内代謝において，エネルギーや体構成成分そのものにはならないが，補酵素や調節因子として生理活性を示す有機化合物である。また，十分に体内で合成されないため食物成分として摂取する必要があり，欠乏することによって欠乏症状が現れる。そこで，ビタミンは，「体構成成分やエネルギーにはならないが，体内のあらゆる代謝の調節に必要であり，微量でその効果を発揮するが，欠乏すると重大な臨床症状を呈する微量栄養素」とも定義することができる。

B. ビタミンの分類

　ビタミンはその溶解性から，水に溶けない**脂溶性ビタミン**4種と，水に溶ける**水溶性ビタミン**9種類の計13種類が分類されている（表Ⅵ-1）。水溶性ビタミンは主に補酵素として，脂溶性ビタミンは主に遺伝子（たんぱく質合成）の調節反応に関わっており，それぞれについて食事摂取基準が策定されている。

　表Ⅵ-1の通り，いずれのビタミンも特有の欠乏症が存在する。また，脂溶性ビタミンは体内脂肪に蓄積されやすいため過剰症も認められている。一方，水溶性ビタミンにも過剰症はあるが，過剰摂取の場合吸収率が低下し，吸収されても過剰分は容易に尿中に排泄されるため，通常の食品摂取による過剰症の発症は非現実的である。

表Ⅵ-1　ビタミンの種類と代表的な欠乏症・過剰症

	通称	主な化学名称	代表的な欠乏症・過剰症
脂溶性	ビタミンA	レチノール レチナール	欠乏症：夜盲症，眼球乾燥症，皮膚角化症 過剰症：頭痛，吐き気，下痢，肝肥大，胎児奇形
	ビタミンD	エルゴカルシフェロール コレカルシフェロール	欠乏症：くる病（乳幼児），骨軟化症（成人），骨粗鬆症（高齢者） 過剰症：高カルシウム血症，腎結石
	ビタミンE	トコフェロール	欠乏症：動脈硬化，貧血（赤血球寿命低下） 過剰症：成人では報告なし。ただし，低体重出生児では出血傾向が示されている。
	ビタミンK	フィロキノン メナキノン	欠乏症：出血傾向（血液凝固遅延） 過剰症：メトヘモグロビン血症，吐き気
水溶性	ビタミンB₁	チアミン	欠乏症：脚気，多発性神経炎，疲労感，ウェルニッケ脳症 過剰症：50mg/日以上の慢性摂取で頭痛・不眠などが報告されているが，過剰分は尿中排泄されやすく，摂取量も非現実的。
	ビタミンB₂	リボフラビン	欠乏症：口内炎，口角炎，口唇炎，舌炎 過剰症：尿中に特に排泄されやすいため，過剰摂取の影響は受けにくい。
	ナイアシン	ニコチン酸 ニコチンアミド	欠乏症：ペラグラ（皮膚炎，下痢，めまい，錯乱等精神神経症状） 過剰症：治療薬としての大量投与によって消化不良，下痢，便秘，肝障害などが報告されている
	ビタミンB₆	ピリドキシン ピリドキサミン	欠乏症：口内炎，皮膚炎，中枢神経障害 過剰症：g単位を数か月摂取で感覚神経障害が観察されているが，g単位での摂取は非現実的。
	ビタミンB₁₂	シアノコバラミン メチルコバラミン	欠乏症：巨赤芽球性貧血（悪性貧血） 過剰症：過剰摂取の場合，吸収に必要な内因子が飽和して吸収率が低下するため，通常では過剰症は認められていない。
	パントテン酸		欠乏症：神経障害，皮膚炎 過剰症：報告なし。
	ビオチン		欠乏症：皮膚炎 過剰症：報告なし。
	葉酸		欠乏症：巨赤芽球性貧血，口内炎，舌炎，胎児神経管発育不全 過剰症：悪性貧血患者における大量投与で，神経障害，蕁麻疹，呼吸困難などの報告がある。
	ビタミンC	アスコルビン酸	欠乏症：壊血病（コラーゲン生成低下），抵抗力低下 過剰症：一般に過剰症はないが，3～4g/日以上（推奨量の30～40倍）の摂取で下痢が生じると報告されている。

なお，ビタミンの名称は，発見された順にA，B，Cなどアルファベットでつけられた。しかし，各ビタミンの特有の作用を示す化合物は1つだけとは限らず，誘導体を含めると複数の場合が多く，例えばビタミンBの場合それぞれがB_1，B_2などに区別され，その総称でビタミンB群と呼ばれている。さらに各ビタミンの化学構造も明らかになって整理され，アルファベットやサブタイプ番号が抜けたものもあり，また化学名称もつけられるようになった。しかし，ビタミンは五大栄養素の中では最も新しく発見された栄養素であり，その研究も20世紀になってから本格的に行われたものであるため，まだまだ謎の部分も多い。

C. ビタミンの研究と日本の栄養学研究

ビタミンは，三大栄養素と異なって極めて微量でその効果を発揮し，不足によって深刻な健康障害を及ぼすこと，さらに食物や生体内での含有量が極めて少なく，分離・精製，定量などに困難を極めたが，19世紀の終わりから20世紀前半の近代栄養学においては，最も脚光を浴びた。

1881年にN. I. ルーニン（1853〜1937）は，牛乳と同じ組成の人工混合飼料をネズミに与えたが死亡してしまった（マウスをショ糖，脂肪，カゼインと無機塩類で飼育すると死ぬが，牛乳で飼うと成長する）ことから，天然食品中には生命に必要な微量の未知な物質が存在すると考えたことからビタミンの存在が予想されたのが始まりとされ，1911年にC. フンク（1884〜1967）によって，米ぬかと酵母から抗脚気因子として有効な成分（現在のビタミンB₁）が抽出され，ビタミンと命名された。

このビタミンB_1の発見につながった脚気の研究は，日本における栄養学研究の歴史と関わりが深い。ビタミンの存在すら発見されていなかった明治時代において，脚気は西欧人にはみられない日本やアジアなど米を主食とする地域独特の風土病と認識されており，都市部の富裕層や陸軍の若い兵士に多発する原因不明の疾患として対策が急がれていた。世界的には，脚気の原因を巡ってドイツ系の学派が感染症説を主張，英国系及び漢方医学学派が栄養障害説を主張していた。さらに，大日本帝国陸軍がドイツ系学派と，大日本帝国海軍が英国系学派と提携するという構図で対立していた。この脚気の原因を栄養障害の一種と断定したのが**高木兼寛**である。

高木は海軍において西洋式の食事を摂る士官に脚気が少なく，日本式の米を主食とし副食の貧しい下士卒（のちの下士官兵）に多いことから，栄養に問題があると考え，遠洋航海において西洋食を摂る下士卒の艦と日本食の艦とを分けて航海させる試験案を上策し，それが採用され，結果として西洋食の艦において脚気患者が出なかった。このことから栄養障害説を確信したとされる。

だが，海軍で脚気が撲滅された後も，陸軍では森林太郎(森鷗外)，石黒忠悳等は，科学的根拠がないとして麦飯の食用に強硬に反対したため，脚気による犠牲者はなおも現れ続け，日清戦争で大日本帝国陸軍の脚気患者数万人，うち病死数千人で，戦死者は数百人で戦死者より脚気で病死した兵士のほうが多かった資料により人数は異なる）。また，日露戦争では，大日本帝国陸軍の脚気患者25万人中，病死者2万7800人，戦死者は4万7000人とされているが，戦死者中にも脚気患者が多数いるものと推定されている。

ビタミンB_1の発見のいきさつとして，まず挙げられるのがC. エイクマン（1858〜1930）である。彼は，ニワトリに白米を与えると脚気に似た症状である白米病（多発性神経炎）を呈し，飼料に米ぬかを加えると症状が改善されることから，米ぬかにこの症状を予防する因子が含まれていることを証明した。この報告を受けて，1910年に**鈴木梅太郎**（1874〜1943）らが，米ぬかから抗脚気因子の抽出に成功し，米の学名に由来してオリザニンと命名した。しかし，世界的に認められるためには海外の学術誌に論文として発表する必要があったが，当時の交通・通信機関の問題もあり，鈴木らが発見した翌年の1911年に，前述のC. フンクが同じものを抽出し，ビタミンと命名して，鈴木らよりも早く発表し，鈴木らの業績は日の目を見ることができなかった。しかし，現在では鈴木らの業績も見直され，第一発見者は鈴木梅太郎，命名者はフンクともされるようになってきている。

VI. 2 脂溶性ビタミン

A. ビタミンA
① ビタミンAとプロビタミンA

ビタミンAには，A₁（**レチノール**）とA₂（デヒドロレチノール）があるが，通常ビタミンAという場合はA₁（レチノール）を指す。

生体内でビタミンAに変換される物質があり，これらを**プロビタミンA**という。プロビタミンAには α，β，γ などの**カロテン**や**クリプトキサンチン**などの**カロテノイド**があるが，中でも β−カロテンは植物性の食品（とくに緑黄色野菜）中に多く含まれ，生理効果も高い。なお，ビタミンAに比べて β−カロテンの消化吸収率は1/6と低く，体内でのレチノールへの変換効率は1/2であることから，β−カロテンのレチノール活性当量としてはレチノールの1/12（消化吸収率1/6×変換効率1/2＝1/12）である。なお，α−カロテン，β−クリプトキサンチン，その他プロビタミンAカロテノイドの活性当量は1/24である。一方，ビタミンAは動物性食品に多く含まれる。

② ビタミンAの栄養学的機能

吸収されたビタミンAは，**レチナールとレチノイン酸**に代謝される。また，プロビタミンA（β−カロテン）は，小腸で必要に応じてビタミンAに変換されるが（β−カロテンを過剰に摂取しても過剰症は発現しない），そのままでもリポたんぱく質の成分として血液中を移動し，脂肪組織や肝臓，筋肉に β−カロテンとしても存在している。

レチナールとレチノイン酸にはそれぞれ表VI-2に示すような生理作用があるほか，β−カロテンなどカロテノイドには強い抗酸化作用があることから，活性酸素やフリーラジカルによる老化現象や疾病の発症予防に関与しているほか，とくに発ガン抑制への関わりが注目されている。

これらの作用を踏まえてビタミンA としての栄養学的機能をまとめると次の通りである。

表VI-2　レチナールとレチノイン酸の生理作用

生理作用	レチナール	レチノイン酸
成長促進作用	◎	◎
視覚作用	◎	×
生殖作用	◎	△
皮膚正常保持作用	○	◎
制ガン作用	○	◎
糖たんぱく質・糖脂質合成	◎	○
聴覚作用	◎	×
味覚佐生	◎	◎
細胞分化・発生能	―	◎

◎完全に有する　○ほぼ有する　△一部有する　×まったくない
―それ自体の直接的作用か不明

① レチナールとたんぱく質であるオプシンが結合して，目の網膜の桿体細胞に存在する光感受性物質である**ロドプシン**を合成する。
② 上皮組織における粘膜の糖たんぱく質（粘液）の合成に関与し，上皮の機能を正常に維持する。
③ 成長促進，細胞増殖と分化の制御，免疫機能の維持などに関与する。

③ ビタミンAの欠乏症と過剰症

ビタミンA欠乏で最も代表的なものは**夜盲症**である。実際，古代エジプトのヒエログリフ（象形文字）にも夜盲症（鳥目）には肝臓が良いという記述が残されている（もちろんこの当時にビタミンAが肝臓に多いことは分かっておらず，食習慣からの経験による記述である）。

視覚感知では光の感受が不可欠である。明るいところから暗いところに移動すると，はじめは周りが見えないが，次第に目が慣れて見えるようになる（**暗順応**）。これはロドプシンの合成促進によってロドプシン量が増加するためである。逆に暗いところから明るいところへ移動したときに，最初はまぶしくて見えないが，次第に見えるようになる**明順応**は，ロドプシンの分解によるものである。しかし，ビタミンAが欠乏すると，ロドプシン合成ができなくなるため，暗順応を起こすことができず，暗いところで見えなくなる夜盲症となる（図VI-1）。

そのほかの欠乏症としては，体重減少，上皮組織の角質化による皮膚や粘膜の乾燥によって，口腔，泌尿器，呼吸器などが障害されて細菌感染に対する抵抗力の低下もあり，失明することもある。

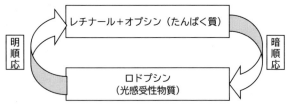

図VI-1　暗順応と明順応に関わるレチナール（ビタミンA）

一方，過剰摂取ではとくに肝臓に蓄積されて過剰症が発症する（肝臓肥大など）。急性では脳圧亢進によって頭痛，吐き気などの症状を呈し，慢性では成長停止と体重低下，関節痛，脂肪肝，甲状腺機能低下などの症状がみられる。また，ビタミンAは細胞増殖と分化の制御に関与していることから，過剰摂取によって妊婦では奇形児の発生，子どもでは骨の異常が起こる危険性も報告されている。

B. ビタミンD

① ビタミンDとプロビタミンD

ビタミンD（カルシフェロール）には，植物起源のビタミンD_2（**エルゴカルシフェロール**）と動物起源のビタミンD_3（**コレカルシフェロール**）などが存在するが，この両者の効力は同等である。

ビタミンDのプロビタミンDのうち，植物性食品（きのこなど）にはプロビタミンD_2（エルゴステロール）があるほか，動物の皮膚にはプロビタミンD_3（**7-デヒドロコレステロール**）がある。

7-デヒドロコレステロールは，アセチルCoAからのコレステロール合成の最終段階で生成される。7-デヒドロコレステロールは，紫外線を受けることによる光化学反応で，ビタミンD_3（コレカルシフェロール）となる。しかし，この段階では活性はなく，肝臓で25-ヒドロキシビタミンDとなり，次いで腎臓で活性化を受けて$1\alpha,25$-ジヒドロキシビタミンD（活性型ビタミンD）となる（図VI-2）。この過程は，**副甲状腺（上皮小体）**ホルモンである**パラトルモン**によって促進される。

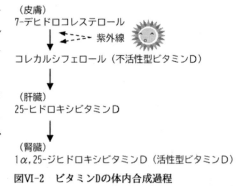

図VI-2　ビタミンDの体内合成過程

② ビタミンDの栄養学的機能

ビタミンDの最も重要な働きは，小腸におけるカルシウム吸収促進作用である。腎臓で活性化を受けたビタミンDは，小腸粘膜において**カルシウム結合たんぱく質（カルシウム吸収促進たんぱく質）**の合成（遺伝子発現）を促進し，カルシウムの吸収を高める。この結果，血中カルシウム濃度は上昇し，骨へのカルシウムの貯蔵が亢進する。さらに，腸管からのリンの吸収も促進する作用も併せ持ち，この結果骨や歯の石灰化を促進することで骨歯を強くする。

③ ビタミンDの欠乏症と過剰症

ビタミンDの主な役割から，の欠乏症と過剰症は，カルシウムの欠乏症・過剰症と連動する。

ビタミンDは紫外線を受けて体内で合成されることから，欠乏症については，代謝異常を除けば，日射量の少ない地域に多くみられる。ビタミンDが欠乏することによって，カルシウムやリンの腸管からの吸収量が低下し，骨の石灰化が障害されることによって，成人では**骨軟化症**（骨質の問題であり，骨の硬度が低下し病的骨折を起こす），小児では**くる病**（関節の腫れ，四肢奇形，病的骨折）が発生する。

ビタミンD過剰症では，食欲不振や体重減少がおこるほか，血中カルシウム濃度が高くなるため，腎臓や心臓，動脈などの組織にカルシウムが沈着し，腎臓では腎結石から腎不全，循環器系は動脈硬化や心筋梗塞が発生する。

C. ビタミンE

天然の**ビタミンE（トコフェロール）**には，α，β，γ，δ の4種が存在するが，生理活性は α が最も強い。

ビタミンEは吸収後，リポたんぱく質の形で輸送され，脂肪組織や筋肉，肝臓，骨髄など体内に広く分布するが，非常に酸化されやすいため，生体内における脂溶性物質の抗酸化剤として働く。また，酸化されたビタミンCの還元にも役立っている。したがって，過酸化脂質となりやすい多価不飽和脂肪酸を多く含む脂質の摂取量が増加すると，ビタミンEの必要量も同時に増加する。

生体膜で過酸化脂質が生成されると膜が損傷し，赤血球では溶血が起こるなど生体膜の機能障害が発生する。ヒトにおいてビタミンE欠乏による明確な欠乏症は認められていないが，溶血の感受性が増大するほか，過酸化傷害に伴う問題（動脈硬化，細胞の老化・ガン化）が考えられる。動物ではビタミンE欠乏によって不妊症や筋肉の萎縮などが起こると報告されている。なお，過剰症については現在のところ認められていない。

D. ビタミンK

ビタミンKには，K_1（**フィロキノン**：緑葉に多い），K_2（**メナキノン**：腸内を含む細菌が産生する），K_3（メナジオン：合成品）などがある。ただし，現在メナジオンは毒性が判明したことによって使用されない。

ビタミンK依存性たんぱく質は生体内に多く存在するが，その一つにビタミンK依存性カルボキシラーゼの関与する反応がある。この反応で最もビタミンKで問われるのは血液凝固との関連である。ビタミンKは γ－カルボキシグルタミン酸残基を含むたんぱく質の合成に関与するが，この残基はカルシウムの結合部位となり，血液凝固に関与する**プロトロンビン**や骨形成に関与する**オステオカルシン**の合成に関わる。すなわち，ビタミンKは肝臓におけるプロトロンビン合成に必要であり，欠乏するとプロトロンビンの減少に伴う血液凝固遅延（プロトロンビン時間の延長）による出血傾向をもたらす（図VI-3）。とくに，新生児では腸内細菌が少ないことと，母乳中に溶血因子が若干含まれることやビタミンKが少ないことによって，頭蓋内出血（**突発性乳児ビタミンK欠乏症**）や腸管内出血（**新生児メレナ**）の原因となる。そのため，現在では早期新生児期の終わり（生後1週間程度）と，新生時期の終わり（生後1ヶ月程度）にビタミンKシロップを予防のために飲ませる措置をとっている。

また，先に記したように，ビタミンKはオステオカルシンを活性化し，骨形成を促進する働きも持つ。なお，オステオカルシンは，骨形成マーカーとして用いられる骨の非コラーゲン性たんぱく質として25％を占めるたんぱく質である。骨芽細胞のビタミンK依存性カルボキシラーゼによって，たんぱく質の γ－グルタミン残基に炭酸イオンが付加されたものである。鉱質形成やカルシウムイオンの恒常性維持に寄与していると考えられており，骨形成の負の制御因子であるともされているが，その役割については明らかになっていない。さらに，ホルモンとしての作用もあり，膵臓の β 細胞に働いてインスリン分泌を促進したり，脂肪細胞に働インスリン感受性を高めるたんぱく質である**アディポネクチン**の分泌を促進したりするとの報告がある。

ビタミンKの過剰症について，とくに毒性は認められていないため食事摂取基準で上限量は設定されていないが，乳児では溶血性貧血およびそれに伴う高ビリルビン血症（重度の黄疸）を引き起こし，成人では呼吸困難や貧血などを引き起こすことが懸念されている。なお，乳児における高ビリルビン血症は，ビリルビンが大脳基底核に沈着結合し，脳性まひの原因となる。また，成人において血栓治療として抗凝血薬であるワーファリン服用時には，ビタミンKを含む納豆の摂取は禁忌とされている。

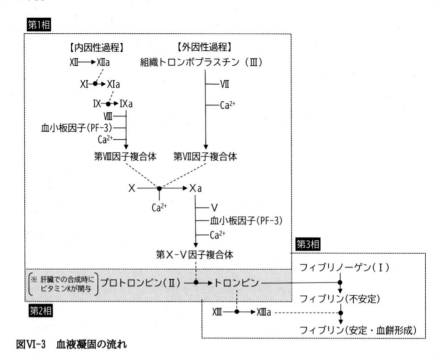

第1相

【内因性過程】
XII→XIIa
XI→XIa
IX→IXa
VIII
血小板因子(PF-3)
Ca²⁺

第VIII因子複合体

【外因性過程】
組織トロンボプラスチン（III）
VII
Ca²⁺

第VII因子複合体

X → Xa
Ca²⁺

V
血小板因子(PF-3)
Ca²⁺

第X-V因子複合体

第3相

※ 肝臓での合成時に ビタミンKが関与 プロトロンビン（II）→トロンビン

第2相

フィブリノーゲン（I）
フィブリン(不安定)
XIII→XIIIa
フィブリン(安定・血餅形成)

図VI-3　血液凝固の流れ

VI. 3　水溶性ビタミン

A. エネルギー代謝に関与するビタミンB群

　解糖系やTCAサイクル，電子伝達系は，糖質，脂質，たんぱく質からのエネルギー産生の直接経路として関与しているが，この代謝経路の補酵素として，ビタミンB_1, B_2, ナイアシン，B_6 パントテン酸，ビオチンなど**ビタミンB群**の多くが関与している（図VI-4）。

　とくに，ビタミンB_1は，日常のエネルギー源として主役である糖質のエネ

ペントースリン酸回路　B₁　グルコース　N
アラニン　B₁　ピルビン酸　N　乳酸
B₁, B₂, N, P
アセチルCoA　B₂, N, P, Bi　脂肪酸
アスパラギン酸　B₆　オキサロ酢酸　クエン酸　N
リンゴ酸　TCA回路　α-ケトグルタル酸　B₆, N　グルタミン酸
フマル酸　B₂
サクシニルCoA　B₁, B₂, N, P

B₁：ビタミンB1
B₂：ビタミンB2
B₆：ビタミンB6
N：ナイアシン
P：パントテン酸
Bi：ビオチン

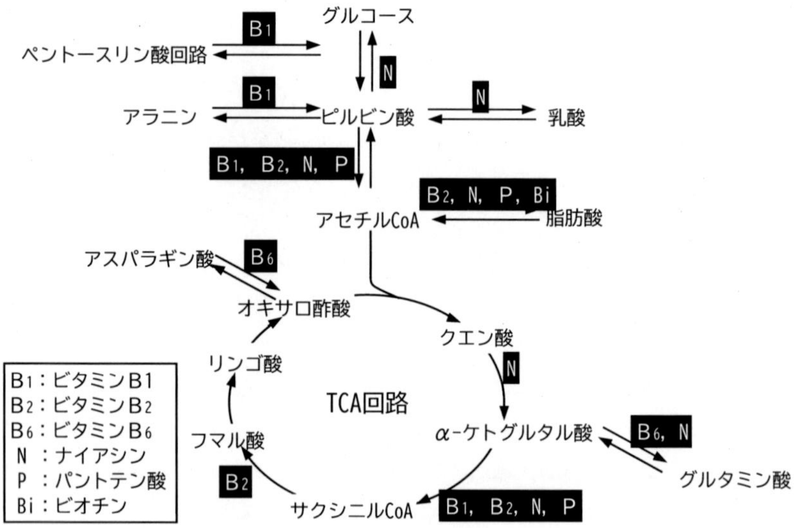

図VI-4　エネルギー代謝と関連が深いビタミンB群

ルギー代謝に深く関与しているため，エネルギー源として糖質を多量に摂取すると，ビタミンB_1の必要量も増加し，十分に摂取ができていないとビタミンB^1欠乏症である脚気を引き起こす。一方，脂質をエネルギー源とする場合は，ビタミンB_1の必要量は減少する。これを脂肪のビタミンB_1節約作用という。

① ビタミンB₁

ビタミンB₁（チアミン）はリン酸化されて，糖質エネルギー代謝の酵素（ペントースリン酸回路で関与するトランスケトラーゼ，ピルビン酸からアセチルCoAへの変換に関与するピルビン酸脱水素酵素，TCA回路内のα-ケトグルタル酸からスクシニルCoAへの変換に関与するα-ケトグルタル酸脱水素酵素）活性のための補酵素であるチアミンピロリン酸（チアミン2リン酸：TPP）となる。なお，ビタミンB₁の推定平均必要量（必要量とは，その個人において多くもなく少なくもない摂取量であるが，推定平均必要量の場合は，その量の摂取で欠乏による健康障害が発生する可能性が50%と推定される量である）は，エネルギー代謝と関係が深いことから，チアミンとして0.35 mg/1,000 kcal（チアミン塩化物塩酸塩として0.45 mg/1,000 kcal）を参照値として推定する方法がある。

ビタミンB₁が欠乏すると脚気となり，食欲不振，疲労感，腱反射（膝蓋腱反射等）低下，末梢神経炎，心機能障害（脚気心），浮腫などの症状を呈する。また，アルコール常用者においてはウェルニッケ脳症（ウェルニッケ・コルサコフ脳症）もみられることがある（慢性アルコール中毒患者に多く，アルコール分解の際にビタミンB₁が消費される事と，偏食が関与していると考えられる）。これらの欠乏症は，ビタミンB₁の摂取不足はもちろんのこと，糖質摂取過多などによるビタミンB₁消費の増大などによっても発生することが考えられる。

過剰症については，50mg/日以上の慢性摂取は，頭痛や不眠などの臨床症状が報告されているが，過剰に摂取しても組織飽和量超過分は速やかに尿中排泄され，通常の食品からはもちろんビタミン剤等の服用でも容量・用法をよほど逸脱しない限り過剰症は認められない。

なお，すでに記したようにビタミンB₁は，エネルギー産生において補酵素として重要な微量栄養素である。エネルギー産生経路のあらゆるところに関与するが，その中でも有酸素運動では重要となるピルビン酸からアセチルCoAの生成における補酵素としての役割が大きい。そのため，ビタミンB₁の摂取充足率は持久力に影響することになる（図VI-5）。

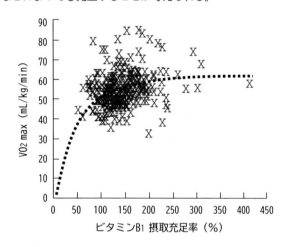

図VI-5 ビタミンB1摂取充足率と最大酸素摂取量
ビタミンB₁摂取基準量＝0.4 mg/消費エネルギー1,000 kcal

② ビタミンB₂

ビタミンB₂（リボフラビン）は，橙黄色（疲労回復のためのドリンク剤などの色が黄色いのはこのため）で，蛍光を発する。また，光に対して極めて不安定で分解しやすい（ドリンク剤が褐色ビンに入っているのはこのため）。生体内ではリン酸1分子と結合したフラビンモノヌクレオチド（FMN），核酸の成分であるアデニンヌクレオチドと結合したフラビンアデニンジヌクレオチド（FAD）として存在する。

FMNとFADの多くは数種類の酸化還元酵素に固く結合して存在するが，これらの酵素はフラビン酵素として知られ，TCA回路，脂肪酸の酸化，電子伝達系などの酵素として生体内の重要な酸化還元反応に関与し，糖質，脂質，たんぱく質からのエネルギー（ATP）生成に関与している。そこで，ビタミンB₂の推定平均必要量を算定するための参照値は，0.5 mg/1,000 kcalとされている。

欠乏症には，口角炎，口唇炎，舌炎，皮膚乾燥，皮膚炎（脂漏性皮膚炎）などがあるが，過剰症については尿中排泄が非常に容易であることから認められていない。

③ ナイアシン

ナイアシンは，**ニコチン酸**および**ニコチンアミド**の総称であり，必須アミノ酸のトリプトファンから合成され，トリプトファン 60mg がナイアシン 1mg に相当する効果を示すことから，ナイアシン 1mg またはトリプトファン 60mg を 1mgNE（1mg ナイアシン当量）という。

体内でナイアシンはおもにリボース，リン酸，アデノシンと結合して**ニコチンアミドアデニンジヌクレオチド（NAD）**，あるいは**ニコチンアミドジヌクレオチドリン酸（NADP）**のかたちで存在して補酵素として作用する。NAD，NADP は生体内に最も多く存在する補酵素であり，アルコール脱水素酵素，イソクエンサン脱水素酵素，グルコース-6-リン酸脱水素酵素など多くの脱水素酵素の補酵素として，脱水素反応や還元反応における水素転移（水素供与）に関与し，糖質，脂質，たんぱく質の代謝を通して，ATP 生成過程に必要である。そこで，ナイアシンの推定平均必要量を算定するための参照値は，4.8 mgNE/1,000 kcal とされている。

ナイアシンが欠乏すると**ペラグラ**になり，皮膚炎，下痢，頭痛，めまい，幻覚，錯乱などの神経障害などの症状が発生する。しかし，トリプトファンから合成されるため，たんぱく質欠乏を伴わないと発生しにくい。一方，過剰症については治療薬としての大量投与で消化不良，下痢，便秘の他，肝障害も生じることが報告されており，食事摂取基準では耐容上限量も設定されている。

④ ビタミン B₆

ビタミン B₆作用を持つ物質は，**ピリドキシン，ピリドキサール，ピリドキサミン**とそれぞれのリン酸エステルであり，その中でも**ピリドキサールリン酸**はアミノ基転移反応やアミノ酸脱炭酸反応（セロトニン，ドーパミン，アドレナリンなどの**生理活性アミン**の合成）などにおける補酵素としてアミノ酸代謝に広く関わっている。したがって，たんぱく質摂取量に依存してビタミン B₆の必要量も増加する。

ビタミン B₆は腸内細菌によって合成されることもあり，欠乏症は起こりにくいが，欠乏すると，アミノ酸代謝異常となり，成長停止，食欲不振，皮膚炎，口内炎などのほか，ホモシステインの尿中排泄量が増加し，中枢神経異常（痙攣）などの症状を呈する。また，過剰症が g 単位で数か月という長期間の大量摂取で感覚神経障害が観察されており，食事摂取基準でも耐容上限量が示されている。

⑤ パントテン酸

パントテン酸は，ピルビン酸や脂肪酸からのアセチル CoA 生成や，α-ケトグルタル酸からのスクシニル CoA や脂肪酸合成に必要な**コエンザイム A（CoA：補酵素 A）**の構成成分として，糖代謝や脂質代謝に重要である。コエンザイム A は，酸化還元反応，転移反応（アシル基転移反応など），加水分解反応，合成反応など生体内の主要な反応すべてに関与し，とくに糖代謝，脂質代謝に関わる。

ヒトにおける欠乏症は明確ではないが，体重減少（成長障害）や皮膚炎，脱毛症などが認められるほか，精神抑うつ，末梢神経障害などを呈する。ただし，パントテン酸は，食品中に広く分布するほか，腸内細菌によっても合成されることから，通常では欠乏症になりにくい。なお，過剰症は知られていない。

⑥ ビオチン

ビオチンは化学名称であり，かつ補酵素である。多くの炭酸固定反応や炭酸転移の補酵素として重要であり，アセチル CoA カルボキシラーゼ（脂肪酸合成経路：アセチル CoA→マロニル CoA）やピルビン酸カルボキシラーゼ（ピルビン酸→オキサロ酢酸）など炭素固定反応の補酵素として，糖新生やアミノ酸代謝，脂肪酸合成に関わっている。

ビオチンは腸内細菌によって合成されていることから欠乏症は起こりにくいが，生卵を多量に食べると，卵白

中の**アビジン**というたんぱく質と結合し，吸収が阻害され，皮膚炎，脱毛，食欲不振，悪心，筋肉痛などの欠乏症状を発生させることが懸念されている。ただし，アビジンは，加熱されるとビオチンとの結合作用は消失する。なお，過剰症は認められていない。

B．造血（赤血球生成）に関与するビタミン B 群

　ビタミン B 群のうちビタミン B_{12} と葉酸は，DNA や RNA などを構成するヌクレオチドの体内生成に関与し，とくに，これらのビタミンの欠乏によって赤血球の生合成が生涯され，ある種の貧血をきたす。

① ビタミン B_{12}

　ビタミン B_{12}（コバラミン）は，構造の中心にコバルト（Co）を持つ赤色の針状結晶であり，化学名としてはアデノシルコバラミン，メチルコバラミン，ヒドロキシコバラミン，シアノコバラミンの 4 種があり，補酵素型は，アデノシルコバラミン，メチルコバラミンである。

　ビタミン B_{12} は微生物によってのみ合成され，動物の肝臓に貯留されている。このビタミン B_{12} の吸収には，胃粘膜から分泌される内因子（キャッスル内因子）が必要であり，この内因子と結合して回腸から吸収される。したがって，胃切除者や萎縮性胃炎はもちろんのこと，胃液分泌の低下した高齢者などでは，ビタミン B_{12} の吸収が低下する。なお，補酵素型であるアデノシルコバラミンは異性化や脱離，転移反応に関わり，メチルコバラミンは，メチル基転移（C1 代謝）に関わっている。

　ビタミン B_{12} は腸内細菌による合成があるため一般には欠乏しにくいが，欠乏すると DNA 合成の障害から赤血球の成熟が阻害され，図Ⅵ-6 に示す**悪性貧血（巨赤芽球性貧血）**が発生することがよく知られており，とくに胃の全摘出者は胃粘膜から分泌される内因子がないため定期的にビタミン B_{12} の静注が必要である。その他に，ビタミン B_{12} 欠乏によってメチルマロン尿症，ホモシステイン尿症が生じる。

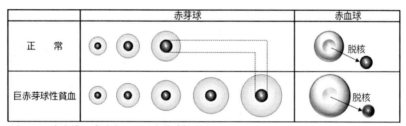

図Ⅵ-6　赤血球の成り立ちと巨赤芽球性貧血
　　骨髄液中の赤色細胞（造血幹細胞）から分化した赤芽球の核が成熟すると脱核し，赤血球となって血液を流れる（このとき，ミトコンドリアも同時に抜かれるため，赤血球は解糖系に頼ってエネルギーを産生する）。巨赤芽球性貧血では，赤芽球のサイズの拡大に対して核の成熟が遅く，脱核したときには巨大な赤血球となっている。そのため異常な赤血球として認識されて破壊（溶血）される。

② 葉酸

　葉酸（プテロイルグルタミン酸）は，体内では還元されて補酵素型のテトラヒドロ葉酸となっている。葉酸は，活性 C1 の運搬体（転移反応の補酵素）やアミノ酸（グリシン）の代謝に補酵素として関与している。とくに核酸合成の材料であるプリンおよびピリミジン生成反応における補酵素として働くため，細胞の分裂や機能に関わり，ビタミン B_{12} と協調して正常な造血作用に重要である。

　腸内細菌によって合成されることから，通常では欠乏症は起こりにくいとされるが，欠乏すると造血臓器が障害を受け，悪性貧血（巨赤芽球性貧血）となるほか，白血球減少や食欲不振，舌炎，口内炎などの症状を呈し，血中ホモシステイン濃度が上昇する。

　さらに，葉酸欠乏は妊婦の場合，胎児の**神経管閉鎖障害**などの奇形が発生する。神経管の形成は，図IV-8に示す通り，表皮・神経板境界域・神経板がつながったシートのような状態から，神経板領域が陥没して神経溝を形成する。その時，神経板の左右に位置する神経板境界域は互いが接近しながら神経堤となり，神経溝を包み込むようになる。そして，左右の神経堤が完全に接合されると，神経堤が閉鎖して脊椎神経を収納する神経管が形成される。この神経管閉鎖に葉酸が必要である。

　しかし，図IV-9に示すように，妊娠に気がつく頃（妊娠第5～6週頃）にはすでに胎児では神経をはじめ基本的な器官が完成しつつあるため，その時期になって葉酸摂取に気をつけたのでは時期的にはすでに遅いといえる。したがって，妊娠前から積極的に摂取しておく必要があり，妊娠前から0.4mg/日の葉酸サプリメントを摂取することでこれらの疾患の発生リスクを約半分に減らせることが知られている。なお，過剰摂取した場合には内因子が飽和するため吸収量が低下することから，過剰症は認められていない。

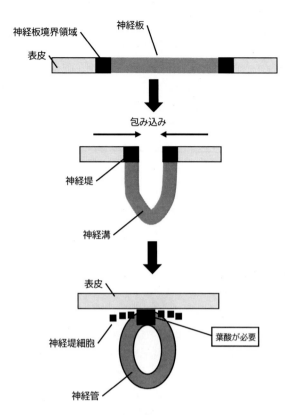

※　脊椎神経を収納する神経管は受精後28日（妊娠6週）に閉鎖するが，この閉鎖に必要な補酵素である葉酸が母体に不足して，この過閉鎖程が障害されると神経管閉鎖障害が発生する。

図VI-8　神経管と神経堤の形成過程

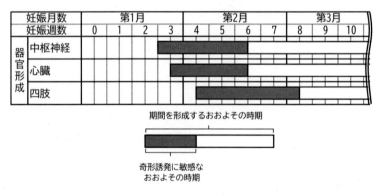

図VI-9　胎児の期間形成時期と奇形のできやすい時期

C．生体内酸化還元に関与するビタミンC

　ビタミンCには還元型ビタミンC（**アスコルビン酸**）と酸化型ビタミンC（デヒドロアスコルビン酸）があり，補酵素型はない。狭義には補酵素としては作用せず酵素反応の補因子として生体内の酸化還元反応に広く関与している。

　ビタミンCは還元力が強いことから抗酸化能力を有し，水溶性物質の過酸化抑制や還元促進の他，過酸化されたビタミンEの還元にも役立っている。この抗酸化力は，食品加工において食品の酸化防止剤として利用されているが，生体内ではコラーゲン合成，コレステロール代謝，アミノ酸・ホルモン代謝，生体異物代謝など体内での酸化還元反応に関与し，とくに鉄の吸収促進（水に溶けにくい Fe^{3+} を水に溶けやすい Fe^{2+} に還元）や変異原物質であ過酸化物の生成抑制などの働きも持つ。

　ビタミンC欠乏で，とくに代表となるのが**壊血病**である。この壊血病では，結合組織であるコラーゲンの生成が不十分であるために毛細血管が損傷しやすく，歯ぐきや皮下で出血がおこる。また，小児では骨端軟骨部の骨芽細胞の成育が悪くなり，骨形成不全が見られる。なお，小児の壊血病は，メーラー・バーロー症と呼ばれる。

　過剰症はとくにはないが，3〜4g/日以上の摂取では下痢が生じると報告されている。また，人工的に合成されたビタミンCの大量摂取で胃粘膜が炎症するといった報告もある。

VII. ミネラルの栄養

VII. 1 ミネラルの分類と一般的な役割

A. ミネラルとは

　ミネラル（無機質）は，生体を構成する元素のうち，水素（H），酸素（O），炭素（C）および窒素（N）を除く元素の総称である。このうち，1 日の必要量が 100mg 以上のものを**多量ミネラル（マクロミネラル）**といい，Ca（カルシウム），P（リン），K（カリウム），S（硫黄），Cl（塩素），Na（ナトリウム），Mg（マグネシウム）の 7 種類（「日本人の食事摂取基準」で取り上げられていない Cl および S を除外して 5 種類）がある。一方，1 日の必要量が 100mg 未満のものを**微量ミネラル（ミクロミネラル）**といい，Fe（鉄），F（フッ素），Zn（亜鉛），Cu（銅），I（ヨウ素），Se（セレン），Mn（マンガン），Co（コバルト）など約 20 種類があるが，「日本人の食事摂取基準」で取り上げられているのは Fe，Zn，Cu，Mn，I，Se，Cr，Mo の 8 種類である。

B. ミネラルの一般的な役割

　多量ミネラルは体内存在量が比較的高い元素であり，摂取すべき量は元素によって大きく異なるものの数百 mg のレベルである。一方，微量ミネラルは体内存在量がごくわずかな元素を指し，数 mg あるいは μg 単位の量が食事摂取基準として策定されている。いずれにしてもミネラルは，生体構成成分として，また生理機能の調節においても不可欠な無機物である。

　生体内におけるミネラルの重要な役割大きく分類すると，「体組織の構成」と「生体機能調節への関与」に 2 分され，表VII-1 のような栄養学的意義をもっている。

表VII-1　ミネラルの栄養学的意義

役　　割	概　　　要
生体構成成分	Ca，P，Mg などは，骨・歯などの硬組織の成分として，また P，S，Fe などは軟組織の成分として必須である。
酵素たんぱく質の必須成分や酵素反応に不可欠な補助因子（賦活剤）など	細胞膜のリン脂質（P），酸素運搬・保持に関わるヘモグロビンやミオグロビン，カタラーゼ，薬物代謝のシトクロム P-450 や電子伝達系の構成要素など（Fe），シトクロムオキシダーゼ（Cu），ヘキソキナーゼ（Mg），メチオニンやシスチン（S）などの他，抗酸化に関わるスーパーオキシドジスムターゼ（Cu，Zn，Mn）やグルタチオンペルオキシダーゼ（Se），プリン化合物の異化反応に関与するキサンチンオキシダーゼ（Mo），アルコールデヒドロゲナーゼ，炭酸脱水酵素，DNA ポリメラーゼ（Zn）などの酵素活性中心や補助因子の必須成分として不可欠。なかでも，Se 欠乏症で心筋壊死を引き起こす克山病や軟骨組織の萎縮をきたすカシン・ベック病は有名であって，このような元素の必要量は微量であっても不足は生命維持を左右してしまう。
生体機能の調節因子	体液の pH や浸透圧調節に Na，K，Ca，Mg などが関わっている他，神経や筋細胞の興奮にも Na や K，Ca，Mg などが不可欠である。

　このように，ミネラルは体構成成分だけでなく，生体の機能調節にも密接に関わっていることから，欠乏あるいは過剰摂取によって，それぞれ表VII-2 に示すように特徴的な障害が発生する。

表VII-2　ミネラルの欠乏症および過剰症

ミネラル	欠乏症・過剰症
カルシウム　（Ca）	欠乏症：骨軟化症，くる病，骨粗鬆症，血液凝固不良，神経過敏，筋収縮不全，不整脈 過剰症：腎結石，ミルクアルカリ症候群
リン　（P）	欠乏症：食欲不振，体重減少，筋萎縮，骨軟化症，くる病，胸部変形，溶血性貧血 過剰症：Mg・Zn吸収阻害，Ca吸収低下，低Ca血症
マグネシウム　（Mg）	欠乏症：ふるえ，筋痙攣，精神状態異常，循環器異常，低Ca血症，低K血症 過剰症：（機能障害と重なった場合）傾眠傾向，筋肉麻痺，低血圧
カリウム　（K）	欠乏症：脱力感，食欲不振，筋無力症，精神障害，低血圧，不整脈，頻脈，心電図異常 過剰症：疲労感，四肢異常，精神障害，徐脈，不整脈，心室細動
ナトリウム　（Na） 塩素　（Cl）	欠乏症：筋の有痛痙攣，吐き気，食欲減退，血液濃縮，疲労 過剰症：高血圧 欠乏症：低Na血症，低K血症，高Ca血症，高P血症，腎臓へのCa沈着
鉄　（Fe）	欠乏症：鉄欠乏性貧血，作業力低下，行動・知的活動障害，体温調節障害，免疫能低下 過剰症：ヘモクロマトーシス→心不全，肝硬変，糖尿病
ヨウ素　（I）	欠乏症：地方性甲状腺腫，新生児クレチン病（IとSeの両方が欠乏） 過剰症：甲状腺腫（甲状腺機能亢進症）
銅　（Cu）	欠乏症：ちぢれ毛，けいれん，筋緊張力低下，知的発達遅延，貧血，骨異常 過剰症：ウィルソン病，肝硬変
亜鉛　（Zn）	欠乏症：味覚異常，皮膚炎，はげ，創傷治癒遅延，精神障害，免疫能低下，生殖能異常 過剰症：FeとCuの吸収抑制，免疫機能障害，HDL低下，発熱，嘔吐，胃痛，下痢
フッ素　（F）	欠乏症：虫歯 過剰症：斑状歯
マンガン　（Mn）	欠乏症：体重減少，低コレステロール血症，骨代謝異常，血液凝固異常，紅斑性皮疹 過剰症：進行性痴呆，錐体外路症候群
セレン　（Se）	欠乏症：克山病，カシン・ベック病 過剰症：心筋梗塞，疲労感，呼吸困難，食欲不振，貧血，肝障害，胃腸障害，腎障害
モリブデン　（Mo）	欠乏症：高メチオニン血症，低意識障害 過剰症：Cu欠乏症

VII. 2　多量ミネラルの働き

A. カルシウム

　カルシウム（Ca）は生体内で最も多いミネラルであり（約14g/kg体重），その約99％は骨や歯にリン酸カルシウムとしてリン（P）と結合して存在し，残り1％が血液や細胞外液，細胞内液等に存在する。

　摂取したCaは，十二指腸，空腸，回腸から吸収される。Caの吸収率は，年齢や性別によって異なり，6〜11ヶ月児は50％，1〜11歳は40％，30歳以降は30％程度とされているが，閉経後の女性や高齢男性では，加齢とともに年0.21％程度ずつ低下するといわれる。また，体内のCa需要にも影響を受け，生理的に要求の高い成長期や妊産婦・授乳婦では吸収率が高くなる。

　さらに食物中の成分によっても吸収が左右される。良質たんぱく質やビタミンD，乳糖の存在は，Ca吸収を高めるが，フィチン酸やシュウ酸は吸収を阻害する。また，PとCaは吸収システムが同じであることから競合する。そのため，食物中のCaとPの比率（Ca：P）は，1：2〜2：1のときが良い。

①　カルシウムの生理的作用

　先に記したように，体内Caの約99％が骨・歯に存在し，骨重量の約40％を占めている。また，細胞外液等に存在する1％のCaは，血液凝固などの他，筋収縮や白血球の食作用などにおいて重要な役割を担っている。

　Caの働きの主要なものをまとめると，①骨・歯の形成，②神経および筋肉の興奮性調節，③血液凝固促進など

が挙げられるが，とくに生命維持に重要である②や③の働きのために，健常成人では血漿 Ca 濃度が約 8.8〜10.4mg/dL の範囲で厳密に調整されている。

　血中 Ca 濃度を一定に保つために**パラトルモン（骨吸収）**や**カルシトニン**（骨形成）などのホルモンが関与している。図VII-1 に示すように，血中の Ca 濃度が上昇すると，甲状腺からカルシトニンとよばれるホルモンが分泌され，Ca の尿中排泄を高める。しかし，1 日の尿排泄量には体水分の出納の関係で限界があるため，同時にカルシトニンの作用によって，Ca を骨へ沈着させ，血中濃度を低下させる。これによって，骨強度は高まる。一方，血中 Ca 濃度が摂取量不足などによって低下した場合，副甲状腺（上皮小体）からパラトルモン（PTH）とよばれるホルモンが分泌される。パラトルモンは，腎臓に作用し，原尿中の Ca の再吸収を促進させ（Ca の尿中排泄低下），血中 Ca 濃度を上昇させようとする。しかし，尿は体内の老廃物の排泄や，水分出納の関係で，同様に最低限排泄すべき量（**不可避尿量**：約 500mL）がある。そこで，パラトルモンの作用によって，同時に骨からの Ca の溶出を高め（骨吸収），血中 Ca 濃度を上昇させる。

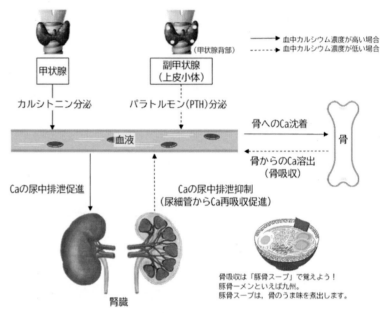

図VII-1　血中カルシウム濃度の調節機序

②　骨の脆弱化と骨粗鬆症予防

　骨形成と破壊は，常に骨の新陳代謝として行われているが，成長期にあるときは，骨破壊に比べて骨形成能力が高いことから，骨強度は成長とともに上昇する。しかし，20〜30 歳の間を境に，骨形成能力が低下し，骨破壊のほうが勝ることで加齢とともに低下することが知られている。とくに，女性の場合，閉経（日本人女性では，50 歳頃）する少し前から女性ホルモンの分泌が低下する。女性ホルモンは，性周期の形成だけでなく，体脂肪の蓄積や骨への Ca の沈着作用も併せ持つが，閉経により女性ホルモン分泌（とくにエストロゲン）が低下することによって，加齢による骨強度の低下速度が速くなることも知られている。図VII-2 は，著者らの調査の結果であるが，図からもわかるように，実際に骨強度は加齢とともに低下している。とくに女性のグラフの 50 歳付近に縦の波線を加えているが，それ以前の近似直線とそれ以後の近似直線で下行の角度が強くなっている。

　その一方で，この図からある一つの問題も読み取ることができる。1980 年代の後半頃より，日本人の若年者において骨が脆弱化している傾向にあると警告されていた。実際に，図VII-2 においても，男女ともに 60 歳代の骨強度と同じようなレベルにある 20 代前後の若者が多数存在していた（男性のグラフの網掛け部分を参照）。このような状況に加齢による骨強度の低下が加わることによって，将来的に骨粗鬆症（図VII-3）となる危険性の高い人々が増加することになるため，早い段階での対策が必要となる。

　骨粗鬆症を予防する方法の概念は，図VII-4 に示すように，20 歳頃以前ではできるだけ骨強度（最大骨量，最大骨塩量）を高め，成人以降では骨強度の低下速度をできるだけ緩めることが大切であるが，その方法はいずれも同じである。その方法とは，①十分な Ca 摂取，②適度の運動，③日光に当たるである。なお，②の運動について

は，骨は刺激を受けないと（例えば宇宙空間）衰えるが，物理的に刺激を受けると，その刺激に負けないために骨形成細胞が活性化されることによる。また，③については，紫外線によるビタミンＤの体内合成が高まることに基づく。したがって，屋外で運動をすることが望ましい。

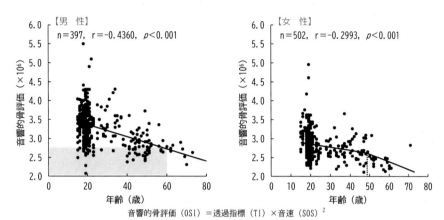

音響的骨評価（OSI）＝透過指標（TI）×音速（SOS）^{2}

図Ⅶ-2　年齢（15歳以上）と音響的骨評価の測定値の相関
　　筆者らによる広島における調査結果（1998年）。
　　年齢幅は，男性15〜79歳，女性15〜71歳。
　　音響的骨評価は，アロカAOS-100（超音波）による踵骨での測定。

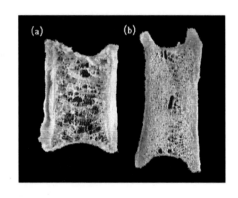

図Ⅶ-3　骨粗鬆症
　　（a）骨粗鬆症の骨　　（b）同部位での正常な骨

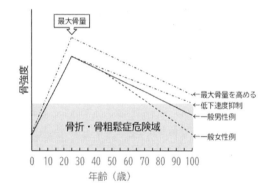

図Ⅶ-4　骨量変化からみた骨粗鬆症予防の概念図
　　図はイメージであって正確ではない。

③　カルシウムの欠乏症と過剰症

　カルシウムの摂取量や吸収量が少ないと厳重な調節機能が働くが，成人期以降では代償的に骨粗鬆症も引き起こされる，また，その調節機能が追い付かなくなると血清カルシウム濃度が恒常的に低下した状態となり，血清カルシウム濃度が6mg/dL 以下になると低カルシウム血症となり，テタニー（手足の拘縮）をきたす。

　逆に何らかの理由によって血清カルシウム濃度が15mg/dL 以上になると高カルシウム血症となり，神経反射が鈍化する。また，過剰症としてミルク・アルカリ症候群をきたす。また，ビタミンＤ過剰症と同様，腎臓や心臓，動脈などの組織にカルシウムが沈着し，腎臓では腎結石から腎不全，循環器系は動脈硬化や心筋梗塞が発生する。

B．リン

　リン（P）は体内の全ての細胞や組織に含まれており，体内存在量としては，Ca に次いで多いが，その80〜85%は骨・歯に存在し，残りが核酸やATP，リンたんぱく質，リン脂質，補酵素などとして，細胞内や細胞膜中に存在

する。なお，リン酸イオン（HPO_4^{2-}）は，細胞内に豊富な陰イオンとして強い緩衝作用（急激に pH が変化するのを防ぐ）をもつことも特徴の一つである。

　P の大部分は有機リン酸化合物として摂取されており，腸内で加水分解されてリン酸イオンとして十二指腸と空腸（ビタミンD依存性）からほとんど吸収され，その殆どが腎臓から排出される。このとき，吸収において P の量が多いと Ca の吸収が阻害される一方で，体内の P が多いと，Ca とともに尿中に排泄されることに注意が必要である。なお，食品中のリン酸は，カルシウムと不溶性のリン酸カルシウムを形成しているため，カルシウムの吸収を阻害するとされている。

　P の生理作用としては，①Ca と結合し，骨・歯を形成する，②ATP など高エネルギーリン酸化合物としてエネルギー利用において重要な役割を持つ，③レシチンなどリン脂質の代謝や吸収によって，脳や神経の機能維持に関わる，④核酸成分として遺伝やたんぱく質合成に関与するなどが挙げられる。
リンが欠乏（低リン血症）すると痙攣や昏睡を呈する（低リン血症）。また，無症状であるが低カルシウム血症が付随すればテタニーなどがいわれている。しかし，リンは動物性・植物性食品全般に豊富に含まれているため，その摂取量が不足することはなく，加工食品のリン含量が高いことから，むしろ過剰摂取が危惧されており，とくに腎機能低下時には高リン血症や副甲状腺機能亢進が引き起こされる。

C. カリウム

　体内**カリウム**（K）の 98%は細胞内でリン酸塩およびたんぱく質と結合して存在し，細胞外液中には残りの約2%が存在している。カリウムは後に記すナトリウムとともに体液の浸透圧維持に不可欠な陽イオンである。しかし，ナトリウムは細胞外に多いが，先に記したように大半のカリウムが細胞内に存在しており，このナトリウムイオンとカリウムイオンの細胞内外の濃度差は，Na，K-ポンプ（ Na^+，K^+-ATPase）によって維持されている。カリウムの生体内総量は 120～160g であり，その約 98%がこのポンプで絶えず細胞内に汲み上げられている。

　食事から摂取された K の 90%以上は空腸と回腸から吸収され，吸収量に相当する K 量が尿中から排泄されるため，1 日の K 摂取量は，尿中排泄量から推定することが可能である。しかし，運動によって骨格筋から K が放出されると，血中 K 濃度も上昇することから尿中排泄量も増加する。

　K の生理的作用は，①神経の興奮性維持（細胞内外の電位差調節），②筋肉の収縮，③細胞内液浸透圧の調節と酸・塩基平衡の調節などである。また，細胞膜輸送や酵素の賦活にも関与している。なお，尿中 K 排泄量と収縮期血圧との間には負の相関が認められるが，この血圧の降圧作用は，交感神経活動の抑制，Na 利尿促進，血管保護作用，血管拡張作用によるとされている。

　血漿 K 濃度は腎臓の働きによって一定範囲内に維持されているため，通常の食生活で欠乏や過剰は発生しないが，腎疾患や糖尿病による尿中 K 排泄の増加，下痢や嘔吐による消化管からの K 損失によって欠乏状態になることがあり，心機能障害や副腎皮質機能不全になると，高 K 血症を引き起こす。

　K が欠乏すると，脱力感，食欲不振，筋無力症，精神障害，低血圧（筋力の低下に伴う），不整脈，頻脈，心電図異常などが発生し，2.5mmol/L 以下で死に至る。一方，高 K 血症（5mol/L 以上）になると，疲労感，四肢異常，精神障害，徐脈，不整脈，心室細動，ひいては心停止などを起こす危険性があり，8mmol/L 以上で死に至る。

D. ナトリウム

　ナトリウム（Na）の大部分は食塩（塩化ナトリウム）として摂取されており，体液の主要な陽イオンである。Na^+は，細胞内と比較して細胞外に多く，体内ナトリウムの約 50%が細胞外液に存在し，食塩（NaCl），炭酸水素塩（HCO_3^-），リン酸塩として存在して細胞外液量を保持し，浸透圧の維持や酸・塩基平衡などに関与している。その他の存在場所として，残りの約 40%が骨，約 10%が細胞内液中に存在している。なお，体液と同じ浸透圧（等

張）の食塩水は，0.9％であり，この食塩水を生理的食塩水という。

　Na の役割は，①細胞外液の浸透圧維持と水分平衡の維持（細胞外液量の調節），②酸・塩基平衡の保持，③神経の興奮，④筋肉の収縮作用，⑤細胞膜の能動輸送（糖やアミノ酸）などである。

　Na は，上部小腸から無制限に吸収され，尿や汗から排泄される。食塩の過剰摂取は高血圧を発症する。これは，長期間の食塩の過剰摂取では，視床下部からの内因性ジキタリス様物質の放出が増大することによって腎血流量が低下し，Na 排泄不全が起こることとともに，交感神経活動を亢進させるためである。WHO は，高血圧の予防と治療のための指針として，食塩摂取量5g/日以下を 2012 年のガイドラインで推奨しているが，日本の伝統的食生活は，味噌やしょう油など食塩系調味料の使用によって食塩摂取が多く，15g/日前後であったとされている。このように WHO 基準が6g/日であったころと比較しても程遠かったことから，戦後長らくは男女ともに 1 日 10 g 以下とされていた。しかし，食塩摂取量の低下により，2005 年から目標量は段階的に引き下げられ，『日本人の食事摂取基準（2020 年版）』では，食塩相当量として 12 歳以上の男性で 7.5g／日未満，女性で 6.5g／日未満となり，WHO 推奨値に近づいた。

　食塩の過剰摂取では高血圧の他，胃がんリスクが高まることや腎機能障害をきたす場合があるとされている。一方，Na 欠乏は四肢筋と腹筋の有痛性痙攣や昏睡などを引き起こす場合もある。夏期や重労働等によって発汗が激しいときは，Na 損失が増大し，Na 欠乏を起こすことがあるが，このときにミネラルを含まない水を補給すると，体内の浸透圧の狂いが助長され，痙攣を起こすことがあるため，スポーツドリンク等ミネラルを含む水分を摂取する必要がある。

　食物中の Na は，先に記したようにほぼ全量が上部小腸から吸収されるが，摂取された Na 量の98%以上が塩素（Cl）とともに尿中へ排泄される。尿中排泄は，腎尿細管における再吸収によって調節されており，**バソプレッシン（抗利尿ホルモン）**やカリクレイン・キニン系などが関与するほか，**レニン・アンジオテンシン・アルドステロン系**の調節が関与している。

　レニン・アンジオテンシン・アルドステロン系の調節は，図Ⅶ-5 に示すように，糸球体傍細胞への Na 流入増大（Na 排出の増大）によって，腎臓から**レニン**分泌が起こり，肝臓で合成された血中の**アンジオテンシノーゲン**を**アンジオテンシン Ⅰ** に変換する。その後，アンジオテンシン Ⅰ は，血中のアンジオテンシン変換酵素（ACE）によってアンジオテンシン Ⅱ に変換される。アンジオテンシン Ⅱ は，それ自身が血管に作用し，血管を収縮させることで血圧を上昇させるが，その一方で，副腎皮質に作用し，**アルドステロン（電解質コルチコイド・ミネラルコルチコイド）**の分泌を高める。その後，アルドステロンの作用によって，遠位尿細管や集合管における Na 再吸収の増大に加えてカリウムの排泄が促進され，循環血漿量が増加することによって血圧上昇が確立する。

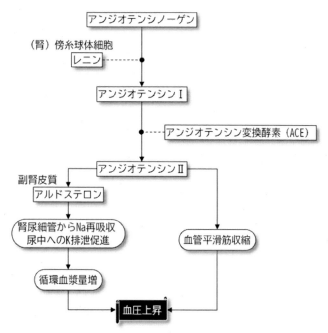

図Ⅶ-5　レニン・アンジオテンシン・アルドステロン系による血圧上昇作用

E. 塩素

　塩素（Cl）は食事摂取基準では多量ミネラルに分類されていないが，陰イオンとしてナトリウムイオンやカリウムイオンの対立イオンとして重要であり，体内の約90％と細胞外に多く存在し。細胞内液中には約10％が存在している。また，細胞外に存在する陰イオンの約60％がClである。そして，ナトリウム・カリウム陽イオンと塩素陰イオンは常に細胞内外を出入りしていることによって浸透圧及び電位差の形成に関与している。
食事から摂取されるClは，主として食塩（NaCl）に由来し，そのほぼ全量が上部小腸から吸収され，摂取Clの98％以上がNaとともに尿中排泄される。その生理作用は，浸透圧の調節，酸・塩基平衡，胃酸（HCl）の材料，膵液の分泌刺激などである。

　ナトリウムイオンと並行してその濃度は変化するが，Clの欠乏は，細胞中NaとK濃度の低下を招くが，逆にCaとPは増加し，腎臓にCaが沈着する。また，胃酸の酸性度が低下し，食欲の減退や消化不良が発生するほか，精神的不安などの症状も起こすとされる。

F. マグネシウム

　マグネシウム（Mg）は，生体内の物質代謝に不可欠なミネラルであり，骨にリン酸塩として最も多く含まれ，体内量の60〜65％が骨・歯に存在している。

　Mgは，吸収率はあまり高くないが回腸や空腸から吸収され，吸収後は速やかに血中に移行する。また，Mgが不足する場合には，骨から血中に動員されて利用され0.70〜1.05mmol/dLに維持されている。
維持されている。その生理作用は，骨・歯の形成や神経興奮性の抑制に働くほか，Caと拮抗する。さらに，ATP依存性酵素やエネルギー代謝に関わる酵素の補因子として機能し，解糖系，TCAサイクル，脂肪酸β酸化，脂肪酸合成，核酸・たんぱく質合成，ビタミンDの活性化などへの関与や体温調節，筋肉の収縮，ホルモン分泌にも関与している。また，Mgの摂取量の増加は高血圧の発症を予防するなど，尿中Mg排泄量と血圧の間には負の相関関係がある。

　Mgの欠乏症状には，ふるえ，筋肉の痙攣，神経疾患，精神状態の異常，循環器異常，軟組織へのCa沈着などがある。また，Ca/Mgの比が高い場合には虚血性心疾患のリスクが高まり，近年はMg不足と糖尿病との関連性が取りざたされている。一方，Mgは過剰に摂取しても尿中へその量が排泄されるため，一般的には過剰症は発生しないが，腎機能障害が重なると血中Mg濃度が上昇し，神経や心臓の興奮性が低下し，傾眠傾向，筋肉麻痺，低血圧が出現する。

G. 硫黄

　硫黄（S）は塩素と同じく「日本人の食事摂取基準」にその設定はないが，メチオニンやシステイン，ホモシステインといった含硫アミノ酸，胆汁酸（コール酸）と抱合するタウリン（タウロコール酸），還元剤として機能する**グルタチオン**などの構成元素であり，すべての細胞，とくに軟骨や腱，毛髪，爪の構造たんぱく質（ケラチン）やヘパリンなどのたんぱく質や多糖体の構成成分である。また，Sはインスリンやチアミン（ビタミンB_1），ビオチン，パントテン酸，コンドロイチン硫酸（軟骨の多糖類），生体内の酸化還元系に関与するグルタチオンの構成元素でもある。なお，システイン残基間のジスルフィド結合（S-S結合）は，たんぱく質の高次機能構造を保持するために不可欠である。

　Sはたんぱく質から多く摂取されていることから，たんぱく質の摂取量が適正であれば欠乏することはなく，腸管から吸収されて血中では硫酸塩として存在し，大部分は尿中へ排泄される。しかし，何らかの理由によって欠乏すると，含硫アミノ酸不足により皮膚炎などの可能性が高まる。

Ⅶ．3　微量ミネラルの働き

A．鉄

　成人の体内の**鉄**（Fe）は，男性で約3～4g，女性で約2～3g含まれている。その約60～70%は，赤血球の色素である**ヘモグロビン**を構成する**機能鉄**として存在し，20～30%が肝臓，脾臓，骨髄などの**フェリチン**や**ヘモシデリン**に貯蔵鉄として，3～5%が筋肉中の酸素運搬・貯蔵物質である**ミオグロビン**を構成する機能鉄として，約1%が鉄含有酵素（シトクロム，カタラーゼ，ペルオキシダーゼなど）の構成のための機能鉄として存在している。

①　鉄の生理作用と鉄欠乏性貧血

　体内のFeは，酸素運搬，エネルギー代謝，生体内の酸化還元作用，解毒などに重要な役割を担っている。とくに，Feはその存在の大部分がヘモグロビンであるように，赤血球の産生には重要であり，その欠乏は**鉄欠乏性貧血**を引き起こす。年齢・性別に関係なく全貧血患者のほとんどが鉄欠乏性貧血であるが，鉄欠乏性貧血は図Ⅶ-6に示す鉄欠乏状態の段階で進行する。一般的な血液学的・血液生化学的検査でも実施される赤血球数やヘモグロビン濃度は，簡単に貧血の有無を確認することが可能である。しかし，図に示すように，潜在的な鉄欠乏の段階では貯蔵鉄がまだ枯渇しておらず組織鉄も余り減少していないために，赤血球数やヘモグロビン濃度の減少はあまりみられないために見落とされがちであることに注意が必要である。

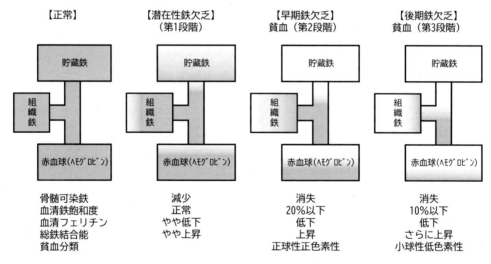

図Ⅶ-6　鉄欠乏状態の進行段階と鉄欠乏性貧血の進行

②　鉄の吸収

　Feは十二指腸から吸収されるが，その吸収率は，食物中のFe量とその化学形態，食物中の共存物質のほか，貯蔵Fe量や赤血球産生速度など体内Fe需要度によって変動し，1%以下から50%以上まで変化する。

　食物中のFeの化学形態は，動物性食品に比較的多く含まれるヘモグロビンやミオグロビンなどたんぱく質と結合した状態の**ヘム鉄**と，植物や乳製品などに含まれイオンあるいは無機化合物状態にある**非ヘム鉄**に分けられる。非ヘム鉄の吸収率は，ヘム鉄に比べて極端に低いが，食品中のFe含量の約85%以上が非ヘム鉄である。

　ヘム鉄は，吸収において食品中共存物質の影響を受けず，そのまま吸収されると考えられるが，非ヘム鉄の吸収は水への可溶性によって決まり，主として3価鉄（Fe^{3+}）であり，水に不溶であるが，胃内の塩酸や還元物質で還元されて2価鉄（Fe^{2+}）のFeイオンとして吸収され，共存物質の影響も受ける。表Ⅶ-3に示すように，非ヘム

鉄の吸収にはビタミンCなど還元剤による3価鉄(Fe^{3+})から2価鉄(Fe^{2+})への還元促進やペプチドとの結合などによって吸収率が上昇し，逆にカフェインやフィチン酸，シュウ酸，タンニンなどは鉄吸収を阻害する。

表VII-3　鉄の吸収に影響を及ぼす成分

【吸収促進】
・ビタミンC（3価鉄の2価鉄への還元促進）
・たんぱく質（鉄と結合して吸収を助ける）

【吸収阻害】
・シュウ酸（ほうれん草などに含まれ，鉄と結合して不溶性にする）
・フィチン酸（穀物などに含まれ，鉄と結合して不溶性にする）
・タンニン（お茶の渋味で，鉄と結合して不溶性にする）

③　鉄の欠乏症と過剰症

　吸収された鉄は**フェリチン**として肝臓に蓄積され，**トランスフェリン**と結合して血中を循環し，体内鉄は再利用される。このことは他のミネラルにはない特徴でもある。しかし，不可避的に失われる損失もあるため，摂取不足や吸収障害によって体内需要を満たすことができないと欠乏する。

　Fe欠乏では，貧血で酸素欠乏を起こし，作業能力の低下，行動や知的活動障害などが発生するほか，体温調節機構の阻害，免疫と感染抵抗力の低下などが起こる。なお，貧血の判定にはヘモグロビン濃度が指標として使われることが多いが，ヘモグロビン濃度の段階別症状を表VII-4にまとめた。

　Fe過剰は，ある程度の摂取量では吸収が抑制されるため発症しないが，多量摂取や吸収調節機構障害，輸血，アルコール中毒に伴って，肝臓や膵臓，心臓に多量のが沈着する**ヘモクロマトーシス**を発症し，これによって肝硬変や糖尿病，心不全などの疾患に進展する。

表VII-4　ヘモグロビン濃度と症状

ヘモグロビン濃度 (g/dL)	症状
男性13以上　女性12以上	正常
9.0 以上	ほとんど無症状
8.5	皮膚・粘膜・手掌・爪甲などの蒼白
8.0	頻脈，動悸
7.5	運動時呼吸困難・狭心症状
7.0	注意力低下・神経過敏
6.5	頭重感・頭痛
6.0	衰弱感・めまい・耳鳴り・失神
5.5	心収縮期雑音
5.0	強い脱力感・衰弱感
4.5	食欲不振・腹部膨満感・下痢
4.0	嘔吐
3.5	弛緩性熱・貧血性浮腫・心肥大
3.0	安静時呼吸困難・起坐呼吸困難
2.5	心不全
2.0	昏睡

B. 亜鉛

　亜鉛（Zn）は全細胞に存在し（体内総量約2g），95％以上を占めており，多くの酵素の金属成分として重要である。とくに，骨，肝臓，腎臓などでZn含量が高く，体液では精液に多いのも特徴であり，その大部分は門脈経由で肝臓に蓄積されている。その他に，皮膚や膵臓のランゲルハンス島細胞群，脾臓などにも含まれる。血液中には全量の約0.5％程度が含まれているが，その70％は赤血球に含まれている。

　Znは酵素の金属成分として酵素の安定化と活性化に寄与しており，DNA・RNAポリメラーゼ，アルカリホスファターゼ，アルコール脱水素酵素など100種類以上のZn含有酵素として機能している。とくに，抗酸化酵素であるCu/Zn-SOD（SOD：スーパーオキシドジスムターゼ）の構成要素としても不可欠である。また，膵臓から分泌されるインスリンの作用や，造血機構にも関与している。

　ZnはDNA・RNAポリメラーゼの酵素金属成分でもあることからDNA合成にも不可欠であり，その欠乏によって成長障害や免疫能の低下などをきたすことが知られる。また，味蕾の味細胞が亜鉛高含有量であることから，亜鉛欠乏による味覚障害も指摘されている。このように，Znは免疫系の発達と維持，遺伝子の転写制御，細胞の増殖と分化のほか，中枢神経活動やフィンガーたんぱく質（たんぱく質の折り畳み構造に関与し，Znをコネクターとして離れたヒスチジンとシスチンをつないだ構造）をして細胞内信号にも関与している。

　Zn欠乏では，創傷治癒障害，味覚異常，毛髪の脱毛，皮膚炎，成長障害，食思不信，精神障害，免疫機能低下，催奇形性，生殖異常などが発生する。一方，過剰症はほとんど知られていないが，FeとCuの吸収抑制，免疫機能障害，発熱，嘔吐，胃痛，下痢，HDL低下などが発生するとされている。

C. 銅

　銅（Cu）は，成人の体内で約80mg程度が含まれており，主に筋肉や骨，肝臓に存在する。血中Cuの約95%は，貯蔵鉄の**トランスフェリン**への結合に関与しているセルロプラスミンと呼ばれる青色たんぱく質の成分となっており，残りはアルブミンと結合している。また，赤血球中のCuの約60%は，**スーパーオキシドジスムターゼ（SOD）**と結合し，過酸化脂質の増加防止にも関わっている。さらに，チロシナーゼやシトクロムオキシダーゼ，アスコルビン酸酸化酵素などの酵素にも含まれ，これらの酵素の活性化に必須である。

　赤血球の色素であるヘモグロビンの合成にはFeが必要であるが，このときに微量のCuが必要であるため，欠乏すると貧血を来たす。従って，**鉄剤不応性貧血**の場合には，Cu投与で改善する場合がある。なお，貧血に関連して，乳幼児においてみられる貧血の頻度は4〜5か月児では栄養法（母乳栄養，人工栄養，混合栄養）によって差はみられないものの，9〜10か月児では母乳栄養児の33%，混合栄養児の10%，人工栄養児の18%にみられ，母乳栄養児で最も高いという事例が報告されている。これは，近年の育児用調製粉乳には亜鉛と共に銅が強化されている結果であると思われる。

　一方，過剰症については稀であるが，溶血性貧血を起こす場合も有るとされる。また，Cuの代謝障害では，**ウィルソン病**が発症する。この疾患は，肝臓内Cu代謝異常によって，Cuの胆汁への排泄が低下することで体内銅が過剰となり，核膜への青緑色色素沈着や肝硬変などを発症する。

D. ヨウ素

　体内の**ヨウ素**（I）は20mg前後と微量であるが，その約80%と甲状腺に局在し，表VII-5のような作用を持つ**チロキシン（T3）**や**トリヨードチロニン（T4）**といった甲状腺ホルモンの合成に利用されている。Iは放射能の影響を受けやすいミネラルであるため，原爆投下後や原子力発電の事故による放射能漏れの後に甲状腺癌が多発するのはこのためである。

表VI-5　甲状腺ホルモン（T3及びT4）の働き

物質代謝の亢進	:	骨格筋，心臓，腎臓，肝臓などの多くの臓器の多くの酸素消費を高めて基礎代謝を亢進する。代謝熱の増大によって体温を上昇させる。たんぱく質，糖質，脂質代謝を促進する。とくに肝グリコーゲン分解を促進し，血糖値を上昇させるため，機能亢進では食欲が亢進しても体重は減少する。
発育促進	:	成長ホルモンの働きを助け，骨歯発育を促す。また，中枢神経細胞の発育（神経回路網の形成・伸長）を促す。
精神機能刺激	:	甲状腺ホルモンが欠乏すると精神活動が鈍くなるが，過剰になると興奮しやすくなる。
その他	:	他のホルモン作用に相加的・相乗的な影響を及ぼす（許容作用）。また，甲状腺機能亢進によって腱反射は亢進し，機能低下によって腱反射遅延がみられる。

　海藻を入手しにくい地域では，ヨウ素欠乏症である地方性**甲状腺腫**（甲状腺ホルモンの分泌に必要なヨウ素をより多く取り込もうとして腫れる）が発生するが，甲状腺ホルモンはその材料であるヨウ素が欠乏しているため低下する（**甲状腺機能低下症**）。また新生児に**クレチン病**（IとSeの両方が欠乏）が多発している。

　一方，北海道などでIを多量に摂取していた地方でヨウ素過剰症としての**甲状腺腫**が発生している。この場合，甲状腺機能も亢進するため，**甲状腺機能亢進症（バセドウ病**と同じ）となり，基礎代謝が大となるほか，心悸亢進，眼球突出などの症状を呈する。なお，ヨウ素過剰症は，これまでヨウ素の摂取量が少なすぎた人でよくみられるが，ときに過剰なヨウ素によって逆に甲状腺ホルモンの分泌が低下することがある。

E．マンガン

　マンガン（Mn）の体内総量は成人で約 10mg とされ，小腸から吸収され，銅と同じく総胆管経由で体外へ排出される。鉄と共存して分布し，多くの酵素の補因子として重要であり，アルギナーゼ（アルギニン→オルニチンに関与）やピルビン酸カルボキシラーゼ（ピルビン酸→オキサロ酢酸に関与），マンガン SOD など Mn 含有酵素として機能しているほか，グリコシルトランスフェラーゼやグルタミン合成酵素，加水分解酵素，キナーゼ，転移酵素，脱炭酸酵素などの賦活因子となっている。また，リン酸カルシウム生成促進作用による骨形成や生殖機能などにも関わるとされている。

　Mn 欠乏はほとんどみられないが，体重減少，毛髪や爪の成長阻害，低コレステロール血症，糖や脂質の代謝異常，骨代謝異常，血液凝固能異常などがある。さらに，動物においては，雌では発情，授乳不全となり，雄では生殖細胞の萎縮が知られている。また，過剰は通常の食事形態では認められないが，進行性認知症，錐体外路症候群などパーキンソン病に似た症状を呈する。

F．フッ素

　体内フッ素（F）のほとんどはフッ化物として存在し，その約 99％が骨や歯に存在しており，骨や歯の脱ミネラル抑制とともに，歯垢内の殺菌作用を介してむし歯を予防していることから，歯磨き粉などには，フッ化ナトリウムなどを添加しているものも多くある。しかし，濃度が高いと歯のエナメル質が粗になり，**斑状歯**となる。

G．セレン

　セレン（Se）は，抗酸化酵素である**グルタチオンペルオキシダーゼ**の成分であり，ビタミンE などの抗酸化物質と共役して脂肪酸の過酸化防止や活性酸素酸化傷害からの生体防御役立っている。また，Se は，ヒ素やカドミウム，水銀などに対して，体内で拮抗作用を示すことから，これらの毒性を軽減させる。

　Se の欠乏では，成長阻害，筋萎縮，肝障害，不妊症，免疫能低下などのビタミンE欠乏に似た症状を呈する。穀物のセレン含量は土壌中濃度に依存しており，関連性のある疾患としては**克山病**や**カシン・ベック病**があるが，これらの疾患は，いずれも中国の地方固有の疾患である。

　一方，過剰症としては，呼吸困難，心筋梗塞，肝障害，胃腸障害，腎障害，疲労感，顔面蒼白，食欲不振，貧血，爪の変形，脱毛などがある。

H．クロム

　クロム（Cr）には 3 価と 6 価が存在するが，このうち生体内に分布するのは 3 価クロムである。クロムはインスリン作用や糖代謝，脂質代謝に不可欠のミネラルであり，耐糖能の改善に関わるとされている。

　長期間の中心静脈栄養において発症するクロム欠乏では，末梢神経障害などが引き起こされ，耐糖能の低下や昏睡を伴う糖代謝異常が知られている。その一方で，ヒトの糖代謝改善に必要なクロム量は，食事からの摂取量を大きく上回っていることや，実験動物に低クロム飼料を投与しても糖代謝異常は観察できないことから，クロムによる糖代謝改善は薬理作用にすぎないという説もある。

Ⅰ．モリブデン

　モリブデン（Mo）は，キサンチンオキシダーゼやアルデヒドオキシダーゼ，亜硝酸オキシダーゼなど酸化酵素の補因子として機能する。通常の食生活で不足することはないが，中心静脈栄養の長期化による欠乏症では，頻脈やプリン体代謝障害などがみられる。また，遺伝性欠乏症もあり，精神発達の遅滞などもいわれている。過剰症については特に知られていないが，食事摂取基準では 18 歳以上で耐容上限量が策定されている。

VIII. 水・電解質

VIII. 1　水分の体内分布と役割および水分バランスの調節

A. 水分の体内分布

　ヒトの場合，一般的には体重の約60%を水分が占めているとされるが，実際には，年齢や性別によって異なる。表7-1に示すように体水分率は加齢とともに低下する。また，成人において男性と女性の比較では，女性の方が低い。この体水分率の性差は，体組成の違いも影響している。表VIII-1に示す体水分の体内分布をみると，新生児を除いて細胞外液に比べて細胞内液の方が多いことから，細胞内液は細胞の形を維持するために役立っていることがわかる。しかし，脂肪組織と筋組織に分けて考えた場合，脂肪組織はその構造を維持するため水を必要としないのに対して筋組織では細胞構造を維持するために水分が必要である。そのため，同じ身長・体重であっても，筋肉量の多い人は体脂肪率が多い人に比べて体水分量が多くなる。

表VIII-1　一般的な体重に対する体水分率

(%)
	新生児	幼児	成人男性	成人女性	高齢者
体水分率	80	70	60	55	50
（細胞外液）	(40)	(30)	(20)	(20)	(20)
（細胞内液）	(40)	(40)	(40)	(35)	(30)

※ 資料によってとくに成人期以降の体水分率に若干の差異がある。

　なお，加齢に伴う体水分量の減少は，表VIII-1から分かるように主に細胞内液の減少によるものである。そのため，加齢とともに細胞も委縮することとなる。また，高齢者は口渇感を感じにくく，尿細管からの水分の再吸収も低下することから脱水症に陥りやすい。体水分の10%が失われると健康が脅かされ，20%が失われると生命に危険を来たす

B. 水分の役割

　先に記したように体水分の多くが細胞内にあることから，水は細胞の形を保っているといえる。その他に，水は物質を溶解する力が強いことから，体水分は，生体内の生理化学反応のための溶媒としての機能を持つ。また，酸・塩基平衡や浸透圧の調節作用も持つほか，水の流動性も加わって，栄養素や老廃物の排泄や消化液の分泌のための運搬機能も持っている。

　さらに，水は熱を保持して流動する性質や，体表面からの蒸発によって熱を外界に放散する機能でもって，体温調節のために重要である（図VIII-1）。

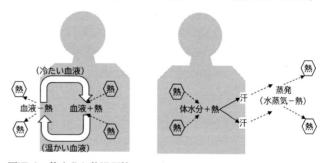

図VIII-1　体水分と体温調節

C. 水分出納と水分バランスの調節

　水分平衡の維持は，生体にとって重要であり，健常な人では，体内の水分量が一定に保たれている。図VIII-2は，快適環境下におけるおおよその水分出納（例）を示している。

　体水分の増加要因には，飲料や食物摂取とともに摂取される水分のほかに，表VIII-2に示すようにエネルギー生成時に発生する水分（代謝水，酸化水，または燃焼水）がある。例えば，かつてシルクロードにおいて，らくだは砂漠での重要な輸送手段であったが，これは，らくだの瘤には，水が入っているのではなく，脂肪の塊であり，

らくだはこの脂肪を燃焼させることでエネルギーを確保するだけでなく，このときに発生する代謝水によって水分も維持することができるためである。

　一方，減少要因としては，まず尿排泄が挙げられる。尿排泄は，1日に1,000mL〜1,500mL程度排泄される。なお，そのうちの500mLは血液中の老廃物の排泄や水分バランスを保つために必ず排泄する必要のある**不可避尿量**（**最低尿量**）である。その他に糞便中への排泄や，感じることのない皮膚や呼気を通じての蒸発（**不感蒸泄**）によって800〜1,000mLの損失がある。なお，発汗は不感蒸泄には分類されず，発汗量に応じて尿量は調節される。

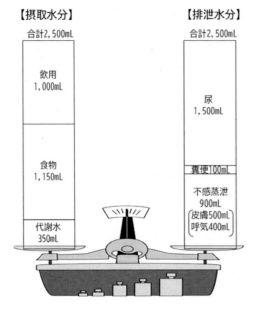

【摂取水分】　　　　　　【排泄水分】

摂取水分	排泄水分
合計2,500mL	合計2,500mL
飲用 1,000mL	尿 1,500mL
食物 1,150mL	糞便 100mL
代謝水 350mL	不感蒸泄 900mL 皮膚500mL 呼気400mL

図Ⅷ-2　快適環境下における成人の水分出納例

表Ⅷ-2　代謝水の生成量

(mL/100g)

栄養素	生成水量
糖質	56
脂質	107
たんぱく質	39

※代謝水は，酸化水あるいは燃焼水ともいわれる。

参考：$C_6H_{12}O_6 + 6O_2 \rightarrow 6CO_2 + 6H_2O$

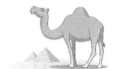

※らくだのコブは脂肪でできている

　腎臓は，血液中の水分をろ過し，腎糸球体でろ過される水分は，1日に約100Lともいわれ，その99％が尿細管で再吸収される。このとき，体水分が多いと尿量を増やし，体水分が少ないと再吸収を促進させて尿量を減少させることで体水分量を調節している。

　間脳の視床下部は飲水行動の調節中枢としての機能を持ち，血液の浸透圧の変化を感受する浸透圧受容器が存在する。血液や細胞外液の浸透圧が上昇すると，下垂体後葉を刺激して**バソプレシン**（**抗利尿ホルモン**）を分泌させ，腎臓の遠位尿細管および集合管に作用して水分の再吸収を促進させることで尿量を減少させる。また，視索上核にある口渇中枢が浸透圧受容器からの刺激を受けると飲水行動が誘発される。

Ⅷ. 2　水分の欠乏と過剰

A．水分欠乏（脱水症）

　一般に，生体内で水分が欠乏した状態を脱水と考えるが，厳密には体液が不足した状態のことである。体液は水分だけでなく各種電解質も溶解していることから，脱水症はその主な状態から**高張性脱水症**（**水欠乏性脱水症**）と**低張性脱水症**（**塩欠乏性脱水症**）の2種類に分けられる。この2種類の脱水症の時の細胞内液・外液の浸透圧ならびに水の移動は，表Ⅷ-3および図Ⅷ-3のとおりである。高張性脱水は，何らかの理由によって水分摂取が制限されたり，大量の水分損失が発生したりしたときに生じ，細胞内液に比べて細胞外液が高張となる結果，細胞

内液の水分が細胞外液に移動する。その症状には，激しい口渇，吐き気，嘔吐，運動失調，尿濃縮などである。

　一方，低張性脱水は，電解質を含まない水分を大量に摂取したときや，水分だけでなく，電解質の損失が極度であるにも関わらず，水分のみの補給を行ったときに生じるものであり，細胞外液のナトリウム損失によって，細胞内液に比べて細胞外液が低張となり，細胞内液へ水分が移行した結果，通常に比べて細胞内液が低張状態になり，細胞内浮腫の状態になるものである。このとき，腎臓では尿細管からの水の再吸収が抑制され，尿への水分排泄が増加する。このときの症状としては，口渇感はないが，倦怠感や立ちくらみが強く，嘔吐や痙攣，低血圧，血清ナトリウムの低下などがみられる。

表Ⅷ-3　脱水の種類・原因・細胞内外における浸透圧の状態と水の移動

脱水の種類	原因	浸透圧	水の移動
高張性脱水（水欠乏性脱水）	・過度の水分損失 ・水分制限	細胞外液＞細胞内液	細胞外←細胞内
低張性脱水（塩欠乏性脱水）	・大量の水分のみの補給 ・水分と電解質損失後の水分のみの補給	細胞外液＜細胞内液	細胞外→細胞内

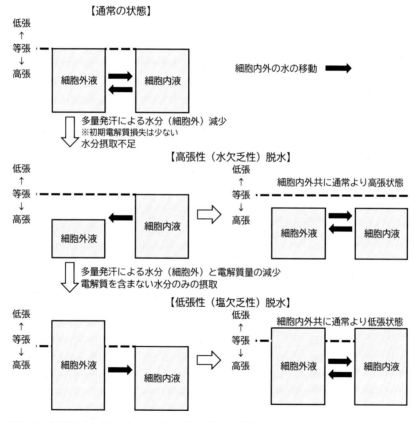

図Ⅷ-3　高張性（水欠乏性）脱水と低張性（塩欠乏性）脱水の成因

B．水分過剰

　生体内で水分が過剰になると，より影響の少ない部分の水分量を増加させることで帳尻を合わせようとする。その結果，組織間の液量が増加・貯留し，浮腫が発生するほか，組織間液量では調節できなくなると腹腔内などに腹水として貯留される。

　内科の領域においてよくみられる浮腫は全身的に生じるものが多く，体液量が 3L 程度過剰になって初めて臨

床症状として捉えられる。なお，浮腫がかなり高度になっても，血漿電解質の組成には著しい変動がみられない。それは，浮腫液の主成分が水とナトリウムであり，正常な組織間液と類似しているためである。また，増加するのが細胞外液であり，細胞内液の増加（細胞内浮腫）によって細胞内代謝を乱したり，血漿量が増加したりしないような代償が行われているからである。

Ⅷ. 3　体液としての電解質

A. 体液における電解質

　体液（細胞内液と細胞外液）には非電解質（グルコース，尿素，クレアチニンなど）などの他に，陽イオンや陰イオンに電離した様々な電解質が溶け込んでいる（表Ⅷ-4）。

　人体の電解質組成は，細胞内外で異なっている。細胞内外はリン脂質の二重構造である細胞膜で隔てられているため，この細胞膜を貫いたチャネルやポンプを使って電解質は出入りしているが，これらは選択透過性を持っていることから細胞内外で電解質の濃度差が発生している。

　細胞外液において，血漿と組織間液では，毛細血管壁が分子量の大きいたんぱく質を透過しないためにたんぱく質濃度に違いが生じるが，毛細血管膜を自由に透過できる電解質については近似となる。

表Ⅷ-4　体液の電解質組成

mEq/L		細胞外液		細胞内液
		血漿	組織間液	
陽イオン	Na^+	142	144	15
	K^+	4	4	150
	Ca^{2+}	5	2.5	2
	Mg^{2+}	3	1.5	27
	合計	154	152	194
陰イオン	Cl^-	103	114	1
	HCO_3^-	27	30	10
	HPO_4^{2-}	2	2	100
	SO_4^{2-}	1	1	20
	有機酸	5	5	
	たんぱく質	16	0	63
	合計	154	152	194

毛細血管膜　　細胞膜

細胞内液でたんぱく質などに結合したものを含めた総濃度を示している。

参照）久保義弘，監修/小澤瀞司ら：標準生理学　第8版，医学書院，2014

B. 電解質の役割

　電解質は，①体液量の調節（細胞内外での水や物質の出入り），②浸透圧の調節，③酸塩基平衡の維持，④神経・筋の機能発現などがある。

とくに，酸塩基平衡について血液と組織液では pH7.40±0.05 の範囲で一定に調節されている。この酸塩基平衡の調節には，①血漿の緩衝作用，②肺による呼吸性調節，③腎臓による調節の3つがある。なお，血液の pH は，下のヘンダーソン-ハーセルバルヒの式で決まる。

$$pH = pK + \log\left([HCO_3^-] / [H_2CO_3]\right) \quad \text{※ pK＝6.1の定数}$$

① 血漿の緩衝作用

　血漿の緩衝作用は，一時的に体液の pH を一定に保つ調節系の中心的な役割を担っている。血液中の CO_2 は，赤血球内の炭酸脱水素酵素によって重炭酸（炭酸水素）イオン（HCO_3^-）に変換され，H^+ を緩衝する。なお，下の式で示される反応式は，血漿に酸が加わると右に進み，その結果生じる CO_2 は呼吸によって肺から排出されるが，呼吸も含めると全緩衝系の65％を占めている。なお，たんぱく質やリン酸イオンも緩衝作用を行うが，全緩衝系に対する貢献度は小さい。

$$HCO_3^- + H^+ \rightleftarrows H_2CO_3^- \rightleftarrows H_2 + CO_2$$

② 肺での酸塩基調節（呼吸性調節）

組織におけるエネルギー産生などで生じた CO_2 は，血漿の緩衝作用の箇所で記した反応式に従って，赤血球内で HCO_3^- と H^+ になって循環し，肺で再び CO_2 と H_2O になって CO_2 は排出される。その結果，H^+ が処理されて血漿 pH が上昇する。また，呼吸機能に応じて血漿中の炭酸量は変動する。

③ 腎臓での酸塩基調節

尿細管において Na^+ と K^+ との交換，Na^+ と NH_4^+ との交換などが行われ，酸の負荷時にこれが排泄され，$NaHCO_3$ が吸収されて酸塩基平衡が調節される。

④ 酸塩基平衡の異常

血液 pH が 7.35 以下の状態を**アシドーシス**，pH が 7.45 以上の状態を**アルカローシス**といい，pH が 6.8 以下のアシドーシスや逆に pH が 7.8 以上のアルカローシスでは生命維持が危うくなる。なお，このアシドーシスとアルカローシスは，表Ⅷ-5 に示すように障害の原因によって代謝性（腎機能異常，糖尿病，消化器疾患など）と呼吸性に分かれる。

表Ⅷ-5　代謝性と呼吸性の酸塩基平衡異常

代謝性	アシドーシス	腎機能異常で Na^+ の低下あるいは Cl^- の増加が発生し，血中 HCO_3^- 量に変化が生じる。 とくに腎不全では，リン酸や硫酸イオンなどの酸性イオンが血中に増加し，HCO_3^- が減少してアシドーシスになる。 一方，糖尿病では脂肪酸燃焼の高まりによってケトン体が血中に増加（ケトーシス）するためにアシドーシスとなる。
	アルカローシス	激しい嘔吐によって血中 Cl^- が大量に失われ，その減少分を HCO_3^- で補うために発生する。
呼吸性	アシドーシス	換気不全による CO_2 と H_2CO_3 の体内蓄積によって発生する。なお，急性呼吸性アシドーシスは急性の呼吸器疾患や麻薬中毒などで発生し，慢性呼吸性アシドーシスは慢性呼吸器疾患や極度の肥満などで発生する。
	アルカローシス	呼吸が促進した過換気によって CO_2 が過剰に失われ，H_2CO_3 が欠乏して発生する。

Ⅷ. 4　水分摂取と体温

運動によるエネルギー産生の増加や暑熱環境などによって体温は上昇するが，体温の異常な上昇は健康障害を引き起こし，生命に危険を及ぼすこともある。この体温上昇による体調異常を**熱中症**という（表Ⅷ-6）。

表Ⅷ-6　熱中症の病型・原因・症状および救急処置

病系	原因	症状	救急処置
熱失神	皮膚など末梢血管の急激な拡張による血圧低下や脳血流量の減少	血圧低下，めまい，顔面蒼白，速くて弱い脈，失神など	涼しい所へ運び，衣服を緩め，水分補給をする。足を高くして手足を抹消部から中心部に向けてマッサージする（心臓へ血流や水分を移行）のも有効。水分補給ができない（嘔吐，吐き気など）ときは，病院へ搬送して点滴を受ける。
熱疲労	多量の発汗による水分や塩分の不足	脱力感，倦怠感，頭痛，めまい，吐き気など	
熱痙攣	多量発汗で，水分や塩分の損失後，水分のみの補給で起こる血中塩分濃度の低下（低張性脱水状態）	四肢，腹部などに筋痛を伴う痙攣（ナトリウム欠乏症状）	生理的食塩水（電解質を含む水分）を補給する。
熱射病	過度の体温上昇（40℃以上）による中枢機能異常	意識障害（応答が鈍くなる，言動異常，意識喪失など）。死亡率が高く危険。	直ちに全身を冷却する（水をかけて扇ぐなど）。救急車で集中治療可能病院へ一刻も早く搬送。

そのため，恒温動物では表Ⅷ-7のようなシステムで熱放散を行って体温を低下させている。

表Ⅷ-7　熱放散の様式

放射（輻射）	皮膚表面の温度と周囲の物体の温度に左右され，周囲の物体温度が皮膚温より高いと，生体は熱を吸収し，低いと皮膚から熱が放散される。
伝導と対流	皮膚からの周囲空気への熱伝導は，空気の温度が皮膚温よりも低くなくてはならない。温められた空気層が，例えば風によって皮膚から離れる（対流が発生）と熱放散は促進される。
蒸発（気化熱）	水の蒸発によって，1g あたり0.58℃の熱が放散される。皮膚表面や呼吸器粘膜を通して蒸発が行われている。

また，強力な熱放散機構として発汗がある。外気温の高いところではもちろんのこと，運動によるエネルギー産生で発生する大量の熱を放散させるには，発汗による蒸発が重要である。したがって，体水分量が低下する（水分負債量の増大）ことによって，熱放散システムが追いつかなくなり，体温は上昇していく（図Ⅷ-4）。体水分は，尿や呼気，皮膚表面からの不感蒸泄によって失われており，運動時にはさらに発汗によって多量の水分を失っている。発汗量は，外気温や湿度，運動強度などによって異なるが，歩行では約 0.4ℓ/時，マラソンでは1.3〜1.5ℓ/時のペースで失われるともいわれ，1日の最高発汗量は10〜15ℓ にもなる。したがって，運動中の水分補給を怠ると，体温上昇を抑えきれなくなってしまう（図Ⅷ-5）。

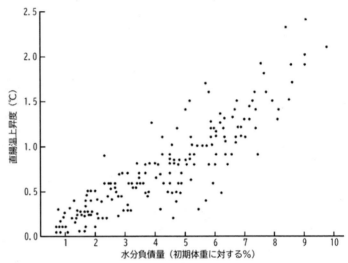

図Ⅷ-4　温熱負荷時における水分負債と直腸温の関係

(Adolph他)

さらに，激しい運動では汗によって塩分も同時に喪失することから，水分だけではなく，塩分の補給も大切である。水分だけの補給では，血液の水分量は改善されても，ミネラル濃度は薄くなる。また，運動時に消費された糖質は，外から補給

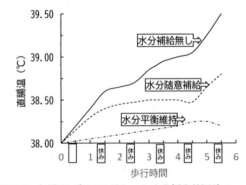

図Ⅷ-5　気温37.7℃での異なった水分摂取状況時の歩行による直腸温の変化の例

（「山岡誠一ら：運動と栄養，杏林書院」を参考に作図）

しなくては運動遂行が困難となる。そこで，長時間に亘る運動では，その発汗量に併せて水分を補給し，状況に応じて，ブドウ糖液，果汁，スポーツドリンクなどを利用することが大切である。なお，表Ⅷ-8 は，運動時に補給するドリンクのポイントを示している。

なお，現在はスポーツドリンクとは別に**経口補水液**とよばれるものも市販されている。いずれも体液の浸透圧とほぼ等張（**アイソトニック**），または若干の低張液（**ハイポトニック**）であるが，状態によってその用途は異なる（図Ⅷ-6）。一般的にスポーツドリンクは水分補給と共にエネルギー補給も視野に入れているため，経口補水液よりも電解質濃度が低く，糖質濃度が高い組成になっている。一方，経口補水液は，一般のスポーツドリンクに

比べて当分は少なく，電解質が多くなっている。したがって，用途も異なり，通常レベルの脱水に伴う水分・電解質補給の場合はスポーツドリンクで充分である。しかし，下痢や嘔吐，発熱，激しい発汗時にあって，水分の経口摂取が困難な状態にあり脱水状態に陥りやすくなっている，またはすでに脱水状態になっているときは経口補水液の方が適している。

表Ⅷ-8　水分補給のためのドリンクのポイント例

① 溶液濃度は糖質のみの場合は5%，ミネラルのみの場合は0.9%以下
② 脂肪は含まない
③ 単糖類は3%以上含まない
④ ビタミンB群やビタミンCを含む
⑤ クエン酸を糖質利用促進のために加える
⑥ 発汗量に応じて摂取する
⑦ 1回100〜200mL，10〜15分間隔で摂取
⑧ 8℃前後に冷やしておく

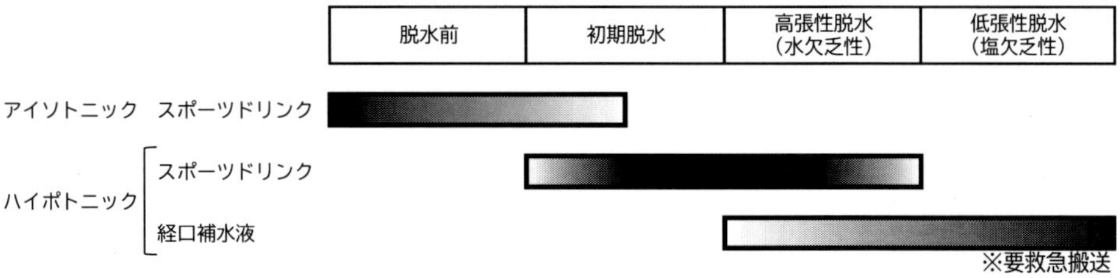

図Ⅷ-6　スポーツドリンクと経口補水液の用途の違いのイメージ
　※ アイソトニック：電解質と糖で体液とほぼ等張にある（若干糖が多め）。
　　 ハイポトニック：アイソトニックより糖が少ない，あるいは電解質主体で体液より若干低張にある。

Ⅸ．エネルギー代謝

Ⅸ．1　消費エネルギーの基本

A．エネルギーとは

　エネルギーとは，物理学では「仕事に換算できる量の総称（仕事をなし得る能力）」と定義され，熱エネルギー，電気エネルギー，光エネルギー，化学的エネルギー，運動力学的エネルギー，機械的エネルギーなど様々な形に変えることができ，その単位もカロリー（cal），ワット（W），ジュール（J）など変化するが，その基本的な量は一定不変であり，いわゆる"エネルギー等価の法則"が成立している。したがって，1kcalのエネルギーと4.184J（または4.184W・秒）のエネルギーは，摩擦などによるロスを考慮しなければ同じ仕事量で変換が可能である。生体内でのエネルギー代謝は，食物のもつ化学エネルギーを体内で燃焼することによって，熱や力などのエネルギーに変換する現象であり，そのエネルギーによって，生命を維持し，活動し，成長する。このときのエネルギー単位として，現時点では熱エネルギーの単位であるカロリー（cal）で習慣的に表している。このカロリーで表現されるエネルギーは，1g（1ml）の水の温度を1℃上昇させるのに必要なエネルギーであり，"水の量×水温上昇度"の比例関係になっている。

B．食事誘発性体熱産生

　寒いときに空腹であると，寒さが身にしみるようであるが，食事を摂取すると体が温まる。これは，食事を摂取すると，その消化・吸収や肝臓における代謝によって，エネルギー消費が高まるためである。すなわち，日常の生活活動に伴うエネルギー代謝の増加には，食物摂取に伴う消費エネルギーの増加分が含まれている。この食事摂取に伴う消費エネルギーの増加分を，**食事誘発性体熱産生（特異動的作用）**という。

　この代謝の増加は，食後2～3時間後に最も更新するが，摂取した食事の内容，すなわち栄養素の種類によって異なり，たんぱく質では，摂取したたんぱく質の持つ生理的エネルギー量の約30％増，糖質では約5％増，脂質では約4％増であり，日本人の食事における三大栄養素の比率で平均すると，摂取エネルギーの約10％程度のエネルギー消費が増加することとなる。

　なお，食事誘発性体熱産生はエネルギー利用された結果であるため，その体熱等を再利用することはできない。

C．基礎代謝

　体細胞内では，生命活動が続けられ，合成と分解が繰り返されている。また，個体でみた場合，体温を維持し，脳神経や心臓は活動を休むことがなく，呼吸活動も休止しないでエネルギーを消費している。このように，覚醒時における身体的・精神的に安静な状態において生命を維持するために必要最小限のエネルギー消費を**基礎代謝**（基礎エネルギー消費，基礎代謝率）といい，各活動時の消費エネルギー量は，この基礎代謝量を土台としてその活動を行うために増加した消費エネルギー量を加算したものになる。

　なお，睡眠時は心拍数が低下し，骨格筋もより弛緩していることからエネルギー消費量が10％程度低下するが，基礎代謝はあくまでも"覚醒時"の生理的最小のエネルギー代謝量であり，**睡眠時代謝量**とは別にされている。そのため，基礎代謝量の測定は，前日の夕食後12～15時間を経過し，食物が完全に消化・吸収された状態になっている早朝空腹時に，快適室温（通常は20～25℃）で，安静仰臥・覚醒状態で測定される。なお，基礎代謝量は，次のような要因に影響される。

【年齢】

基礎代謝は，**基礎代謝基準値**でみると，2歳児で最も高値を示し，その後は加齢とともに低下していく。新生児から2歳児までは，組織の増大に伴い，組織の細胞の働きが活発になるためである。また，小児では，体細胞の一つ一つが成人の細胞よりも活発であることと，成年以降は，非活動性の脂肪組織が増加し，活動性の組織細胞の量が減少すること，細胞自体の活動性の衰えによって，低下していくと考えられている。

【性別】

後述する体組成や内分泌系などその他の影響によるものでもあるが，一般に思春期以降の成人においては，男性が女性に比べて10%程度高い。なお，小児期では男女で体組成や内分泌系の違いが成人ほどではないことから，7%前後の違いと考えられている。

【体組成・体型（体表面積）】

筋組織のエネルギー代謝量は大きく，脂肪組織では小さいため，同じ体重であっても筋肉量の多い人は，少ない人に比べて基礎代謝は大きくなる。しかし，1日に失うエネルギーは，皮膚表面からの放出によるものが大部分であることから，太った人は痩せた人よりも基礎代謝が大きくなる傾向にある。

基礎代謝は体表面積と高い相関関係にあることから基礎代謝基準値は体表面積あたりで求めることができる（表8-2）。また，体重と細胞数はほぼ比例関係にあることから体重も基礎代謝との相関が高い。体表面積での算出に比べて計算が容易であることから，体重あたりで基礎代謝量の推定も可能である（表8-3）。ただし，とくに身体の小さい者や大きい者，あるいは肥満者では体脂肪量と筋肉量のバランスが影響するためにこの相関関係から外れ，別途補正が必要となる。

表IX-1　体表面積を用いた基礎代謝の簡易計算

年齢	基礎代謝基準値(kcal/㎡/時)		年齢	基礎代謝基準値(kcal/㎡/時)	
	男性	女性		男性	女性
1〜	53.6	52.6	15〜	41.7	38.1
2〜	56.2	55.1	16〜	41.0	36.9
3〜	57.2	55.6	17〜	40.3	36.0
4〜	56.5	54.0	18〜	39.6	35.6
5〜	55.1	51.6	19〜	38.8	35.1
6〜	52.9	49.5	20〜29	37.5	34.3
7〜	51.1	47.6	30〜39	36.5	33.2
8〜	49.3	46.2	40〜49	35.6	32.5
9〜	47.5	44.8	50〜59	34.8	32.0
10〜	46.2	44.1	60〜64	34.0	31.6
11〜	45.3	43.1	65〜69	33.3	31.4
12〜	44.5	42.2	70〜74	32.6	31.1
13〜	43.5	41.2	75〜79	31.9	30.9
14〜	42.6	39.8	80〜	30.7	30.0

【体表面積の計算式】
1〜5歳　体表面積＝体重$^{0.423}$×身長$^{0.362}$×381.89
6歳以上　体表面積＝体重$^{0.444}$×身長$^{0.663}$×88.83

表IX-2　体重のみを用いた基礎代謝推定式

(kcal/日)

年齢	男性	女性
11〜2	35.8×体重＋289	36.3×体重＋270
13〜5	33.0×体重＋357	31.2×体重＋344
16〜8	34.3×体重＋247	32.5×体重＋224
19〜11	29.4×体重＋277	26.9×体重＋267
12〜14	24.2×体重＋324	22.9×体重＋302
15〜17	20.9×体重＋363	19.7×体重＋289
18〜29	18.6×体重＋347	18.3×体重＋272
30〜49	17.3×体重＋336	16.8×体重＋263
50〜69	16.7×体重＋301	16.0×体重＋247
70〜	16.3×体重＋268	16.1×体重＋224

なお，上記の方法以外に身長，体重，年齢，体脂肪量，除脂肪体重（体重－体脂肪量）など様々な身体計測地を用いた推定式もある。表IX-3に，代表的な**基礎代謝量推定式**を記す。

表IX-3　様々な基礎代謝量推定式の比較

基礎代謝量推定計算方法	推定値 （20歳，参照体位）
【ハリス・ベネディクト方程式（本来版）】	
男性：$W \times 13.75 + H \times 5.0 - A \times 6.76 + 66.47$	1673.1 kcal
女性：$W \times 9.56 + H \times 1.85 - A \times 4.68 + 665.1$	1344.7 kcal
【ハリス・ベネディクト方程式（改良版）】	
男性：$W \times 13.397 + H \times 4.799 - A \times 5.677 + 88.362$	1659.6 kcal
女性：$W \times 9.247 + H \times 3.098 - A \times 4.33 + 447.593$	1315.6 kcal
【ハリス・ベネディクト方程式（日本人改良版）】 [#1]	
男性：$W \times 13.7 + H \times 5.0 - A \times 6.8 + 66$	1668.7 kcal
女性：$W \times 9.6 + H \times 1.7 - A \times 7.0 + 665.1$	1276.6 kcal
【ミフリンセイントジョー式】 [#2]	
男性：$W \times 9.99 + H \times 6.25 - A \times 4.92 + 5$	1619.7 kcal
女性：$W \times 9.99 + H \times 6.25 - A \times 4.92 - 161$	1230.6 kcal
【国立健康・栄養研究所式】	
男性：$[W \times 0.0481 + H \times 0.0234 - A \times 0.0138 - 0.4235] \times 1000 / 4.186$	1529.9 kcal
女性：$[W \times 0.0481 + H \times 0.0234 - A \times 0.0138 - 0.9708] \times 1000 / 4.186$	1294.1 kcal

略号）　W：体重(kg)，　H：身長(cm)，　A：年齢(歳)

#1　ハリス・ベネディクト方程式（1919年発表）が国際的に広く使われているが，日本人の体形では数値が高めになる傾向がある。これを日本人の体形に合わせて改良されたもの。

#2　ミフリンが1990年に発表した計算式。最近の食生活を考慮して考えられたため，ハリス・ベネディクト方程式よりも正確であると言われている。なお，この計算式を簡易化（体重係数9.99→10，年齢係数4.92→5）に表した簡易版もある。ただし，日本人の食生活や体型が白人と同じとは言えないため，日本人に最適であるかは判断できない。

#3　20～70歳代の日本人男女（男性71名，女性66名）を対象にして国立健康・栄養研究所で測定した基礎代謝量のデータから得られ，2007年に発表されたもの。得られた数値はあくまで推定値で，真の値はこの推定値を中心に分布し，100kcal/日以上異なっていることもあり得るとされている。

【内分泌】

　甲状腺，脳下垂体，副腎，生殖腺のホルモンは基礎代謝に影響する。とくに，甲状腺ホルモンであるチロキシンや副腎髄質からのアドレナリンは基礎代謝を増大させる。例えば，甲状腺機能亢進症であるバセドウ病の場合，基礎代謝は，著しいときは50～100％も増大することがある。

【体温・環境温度】

　体温が高い人は低い人に比べて基礎代謝量が大きくなる傾向にある。とくに発熱の場合は，体温上昇 1℃につき基礎代謝量が約 13％程度高まるとされる（消耗）。また，女性の場合，基礎体温は排卵日から月経までの間に高くなり，月経から排卵前の低体温期に比べて約 0.6℃の体温上昇があるため，基礎代謝量も高い傾向にある。さらに，妊娠期の基礎体温は高めで維持されることに加えて，母体や胎児の代謝増によって出産直前には非妊娠期の 20％程度高くなる。

　環境温度に関連して，年間基礎代謝では，春から夏にかけて低下し，秋から冬にかけて亢進がみられ，夏と冬では，平均 10％程度の代謝量の差がみられる。これは，夏においては筋肉を弛緩させて代謝機能を低下させて熱産生を抑制するとともに，血管拡張によって熱放散を容易にし，冬は，筋肉を緊張させることで基礎代謝を増大させて熱産生を増加させ，血管を収縮させて熱放散を防ぐためである。すなわち，体温の恒常性が関与しているということである。

D.　座位安静時代謝

　上述の通り，基礎代謝量は，快適室温下における覚醒状態・仰臥位安静・空腹時での必要最小限のエネルギー消費量である。この状態で椅子に座った状態（座位）になっただけでも，血液循環の高低差が増すために心臓収縮力が大きくなり，また姿勢を保つために少なからず骨格筋の収縮が起こるため，10％程度エネルギー消費量が多くなる。これを**座位安静時代謝**という。

IX．2　エネルギー代謝の測定

　エネルギー代謝量は，体内における熱量素の燃焼によることから，体内で燃焼する熱量素の比率によって決まる。すなわち，糖質，脂質，たんぱく質の燃焼量に比例する。このエネルギー代謝量の測定には，直接法と間接法の2種類がある。

A．直接法

　図IX-1に示すような，外気と熱の交流が完全に遮断された室内に被験者が入り，体から発散される熱量を，室内循環する水に吸収させ，水温の上昇と水の量から直接生体からの発生する熱をエネルギー量として測定する方法である。しかし，この方法は大規模な装置や設備を必要とし，測定操作も困難であり，かつ被検者に長時間にわたる拘束を強いる一方で運動時などのエネルギー代謝量を測ることは事実上不可能である。さらに，間接法による測定結果ともさほど差がないことから，現在ではこの方法はあまり用いられていない。

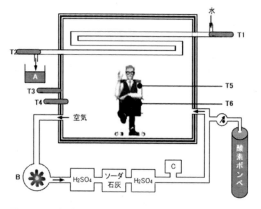

A	：循環して出てきた水の重量を量るタンク
B	：空気を循環させるモーターファン
C	：圧力調節器
T1	：入る水の水温を測定する温度計
T2	：循環して出る水の水温を測定する温度計
T3	：壁の温度を測定する温度計
T4	：室温を測定する温度計
T5	：被験者の皮膚温を測定する温度計
T6	：被験者の直腸温を測定する温度計
H_2SO_4	：空気の水分を抜くための硫酸
ソーダ石灰	：呼気中のCO_2を吸収させるためのソーダ石灰
酸素ボンベ	：消費されて不足した酸素を補うためのボンベ

図IX-1　アトウォーター・ローザ・ベネディクトの呼吸熱量計

B．間接法

　間接法は，摂取した酸素を消費してエネルギー源を酸化し，二酸化炭素と水にまで分解してエネルギーを得ているという原理に基づいた方法である。すなわち，一定時間に消費した酸素量と排出した二酸化炭素量を測定し，同時に尿中への窒素排泄量を測定することで間接的にエネルギー量を求める方法である。この方法には，閉鎖式（原理的にはアトウォーター・ローザ・ベネディクトの装置と同じ）と開放式があるが，現在では開放式である**ダグラスバッグ法**（図IX-2）が代表的に用いられている。また，近年では運動や活動の種類にもよるが，マスクから直接呼気分析機に接続してブレス・バイ・ブレスでリアルタイムに測定し，エネルギー代謝の経時変化の測定も可能である。

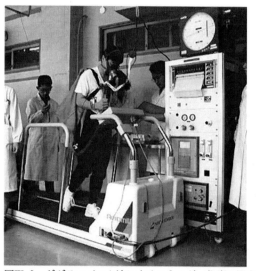

図IX-2　ダグラスバッグ法によるエネルギー代謝の測定

　この方法では，熱量素が体内で燃焼したときに消費（摂取）したO_2量と，発生（排出）したCO_2量の比である**呼吸商（RQ）**を基本として利用する。

$$\text{呼吸商 (RQ)} = \frac{\text{排出} CO_2 \text{容積}}{\text{摂取} O_2 \text{容積}}$$

排出CO_2＝呼気中CO_2－大気中CO_2
摂取O_2＝大気中O_2－呼気中O_2

なお，体内で糖質，脂質，たんぱく質がそれぞれ1gのみ燃焼した場合の消費O_2量，排出CO_2量，呼吸商，発生熱量は，表IX-4のとおりである

表IX-4　Lowryによる栄養素の体内燃焼時の諸係数

	糖質	脂質	たんぱく質
1gあたりの消費O_2量（ℓ）	0.829	2.019	0.966
1gあたりの排出CO_2量（ℓ）	0.829	1.427	0.774
1gあたりの熱産生量（kcal）	4.120	9.460	4.320
呼吸商	1.000	0.707	0.801
消費$O_2$1ℓあたりの発生熱量（kcal）	5.050	4.690	4.490

【化学反応式よりの呼吸商】
糖質：
$C_6H_{12}O_6 + 6O_2 \rightarrow 6CO_2 + 6H_2O \cdots CO_2/O_2 = 6/6 = 1$
脂質：
　仮にパルミチン酸，ステアリン酸，オレイン酸からなるトリグリセリドが完全燃焼する場合

$\left. \begin{array}{l} C_{15}H_{31}COO \\ C_{17}H_{35}COO \\ C_{17}H_{33}COO \end{array} \right\} C_3H5 + 78O_2 \rightarrow 55CO_2 + 52H_2O \cdots CO_2/O_2 = 55/78 = 0.705$

しかし，実際には，たんぱく質は体内で不完全燃焼であることと，たんぱく質の代謝産物の大部分は，窒素化合物として尿中排泄されるため，尿中総窒素排泄量を測定できれば，その窒素量に相当するたんぱく質量，その燃焼に必要なO_2量や産生されるCO_2量を求めることができる。そこで，実際の測定では，尿中窒素排泄量からたんぱく質燃焼に用いられたO_2量と産生されたCO_2量を求め，それぞれを呼気分析から得られたO_2量とCO_2量から差し引いたもので求める。この方法を**非たんぱく質呼吸商（NPRQ）**という。このNPRQを求め，表IX-5に示す表に当てはめ，糖質と脂質から得られた熱産生量に尿分析から得たたんぱく質燃焼による熱産生量を加えて消費エネルギー量とする。ただし，通常の短時間の測定ではたんぱく質燃焼を考慮しないで呼吸商の数値をそのまま用いても大きな差はないと考えられる。

表IX-5　糖質と脂肪の燃焼割合と酸素1ℓあたりの発生熱量

非蛋白質呼吸商 NPRQ	分解割合		1ℓの酸素に対する熱量（kcal）	非蛋白質呼吸商 NPRQ	分解割合		1ℓの酸素に対する熱量（kcal）
	糖質%	脂肪%			糖質%	脂肪%	
0.707	0.0	100.0	4.686	0.860	54.1	45.9	4.875
0.710	1.1	98.9	4.690	0.870	57.5	42.5	4.887
0.720	4.8	95.2	4.702	0.880	60.8	39.2	4.899
0.730	8.4	91.6	4.714	0.890	64.2	35.8	4.911
0.740	12.0	88.0	4.727	0.900	67.5	32.5	4.924
0.750	15.6	84.4	4.739	0.910	70.8	29.2	4.936
0.760	19.2	80.8	4.751	0.920	74.1	25.9	4.948
0.770	22.8	77.2	4.764	0.930	77.4	22.6	4.961
0.780	26.3	73.7	4.776	0.940	80.7	19.3	4.973
0.790	29.9	70.1	4.788	0.950	84.0	16.0	4.985
0.800	33.4	66.6	4.801	0.960	87.2	12.8	4.998
0.810	36.9	63.1	4.813	0.970	90.4	9.6	5.010
0.820	40.3	59.7	4.825	0.980	93.6	6.4	5.022
0.830	43.8	56.2	4.838	0.990	96.8	3.2	5.035
0.840	47.2	52.8	4.850	1.000	100.0	0.0	5.047
0.850	50.7	49.3	4.862				

（ツンツ・シュンブルグ・ラスクによる）

　実際のエネルギー消費量の測定において，とくに短時間でのある活動での消費エネルギー量を測定する際に尿の採取は困難である。しかし，表IX-6に示すように，たんぱく質の消費量を考慮しなくても消費量にはほとんど影響されないことから，現在では考慮されることは少ない。

表IX-6　非たんぱく質呼吸商を用いた消費エネルギー量の計算例

【前提測定結果】
24時間　O_2消費量＝460L　CO_2排出量＝400L　尿中窒素排泄量＝12g

【NPRQでの計算】

たんぱく質燃焼（分解）量	12×6.25（たんぱく質換算係数）＝75g	
たんぱく質燃焼時の消費O_2量	0.966（表IX-4より）×75＝72L	
たんぱく質燃焼時のCO_2発生量	0.774（表IX-4より）×75＝58L	
糖質・脂質のみのO_2消費量	460－72＝388L	
糖質・脂質のみのCO_2発生量	400－58＝342L	
非たんぱく質呼吸商（NPRQ）	342÷388＝0.881	
NPRQ≒0.88のときの消費O_2 1Lあたりの発生熱量（表IX-5より）	4.899Kcal	
糖質・脂質燃焼による発生熱量	4.899×388＝1,901Kcal	
たんぱく質燃焼による発生熱量	4.49×72＝323Kcal	
総消費エネルギー量	1,901＋323＝**2,224Kcal**	

【たんぱく質を考慮しない計算】

たんぱく質を考慮しない呼吸商	400÷460＝0.870
RQ≒0.870のときの消費O_2 1L当たりの発生熱量（表IX-5より）	4.887Kcal
前提測定結果におけるO_2消費量での発生熱量	4.887×460＝**2,248Kcal**

C．行動時間調査法（タイム・スタディー法）

　エネルギー消費量を比較的正確に測定する方法には，熱量計を用いた直接法，呼気分析で行う間接法のほかに二重標識水法（二重標識水の体内拡散動態から推計）を代表とする様々な方法がある。しかし，直接法や閉鎖式間接法は大掛かりな設備・機器が必要であり，ダグラスバック法のような開放式間接法や二重標識水法でも，特殊な測定機器が必要であり，以前に比べて安価になったとはいえ，決して一個人が購入するような価格ではない。そこで，精度は低下するが特別な設備や機器を要しない方法として，**行動時間調査法（タイム・スタディー法）**について記す。

　行動時間調査法（タイム・スタディー法）は，個人の1日の生活活動（家庭や職場での諸活動，余暇活動などすべての行動）を時間的に記録し，行動別消費時間とその時の消費エネルギー量の基礎代謝に対する倍数である**動作強度**（**Af**：activity factor）から，エネルギー消費量の概数を求める方法であり，次式で計算される。

$$消費エネルギー量＝単位時間当たりの基礎代謝量×\Sigma（Af×活動時間）$$

　動作強度別のAf値の目安は，表IX-7に示すとおりであり，生活活動調査では，各動作を記録し，この表を参考としてAf値を調べていく。また，Af値は，その活動の基礎代謝に対する倍数であることから，基礎代謝量を知る必要があるが，この方法としては，先に記したように，体重当たりの基礎代謝推定式や国立健康・栄養研究所の式などから求めると良い。なお，実際の調査においては，各動作を細かく調べることが困難な場合もあり，また対象者に記録を依頼した場合には負担が大きくなる。そのような場合は，もともと基礎代謝自体が推定であり，かつ動作強度ごとのAf値も概数であることから，活動内容を5段階程度に分類し，それぞれの大体のAf値を決めて記入用紙を作成すると良い。表IX-8にAf値を用いた消費エネルギーの推定例を示す。

表IX-7　日常生活の動作強度の目安

生活動作	動作強度の範囲	日常生活活動の種類	動作強度(Af)	生活動作	動作強度の範囲	日常生活活動の種類	動作強度(Af)
安静	1	睡眠，横になる，ゆったり座る（本などを読む，書く，テレビなどを見る）	1.0			サイクリング（時速10km）	4.4
						ラジオ・テレビ体操	4.5
						日本舞踊の踊り（秋田音頭など）	4.5
						エアロビクス	5.0
立つ	1.1〜2.0未満	談話（立位）	1.3			ハイキング（平地）	4.0
		料理，食事	1.4			ハイキング（山道）	5.5
		身の回り（身支度，洗面，便所）	1.5	筋運動	6.0以上	ダンス（活発な）	6.0
		縫製（縫い，ミシンかけ）	1.5			卓球	6.0
		趣味，娯楽（生花，茶の湯，麻雀，楽器演奏など）	1.5			ゴルフ（丘陵）	6.0
		車の運転	1.5			ボート，カヌー	6.0
		机上事務（記帳，算盤，ワープロ，OA機器などの使用）	1.6			階段をのぼる	7.5
						テニス	7.0
						雪上スキー（滑降）	7.0
歩く	2.0〜3.0未満	電車やバス等の乗物の中で立つ	2.0			雪上クロスカントリー	10.0
		買い物や散歩等でゆっくり歩く	2.2			水上スキー	7.0
		洗濯（電気洗濯機）	2.2			バレーボール	7.0
		掃除（電気掃除機）	2.7			バドミントン	7.0
						ジョギング（120m/分）	7.0
速歩	3.0〜6.0	家庭菜園，草むしり	3.0			登山（平均）	7.0
		バレーボール（9人制）	3.0			のぼり	9.0
		ボーリング	3.0			くだり	6.0
		ソフトボール（平均）	3.5			サッカー，ラグビー，バスケットボールなど	8.0
		投手	4.0				
		野手	3.5			スケート（アイス，ローラースケート）	8.0
		野球（平均）	3.5				
		投手	5.0			水泳（遠泳）	9.0
		野手	3.5			水泳（軽い横泳ぎ）	9.0
		自転車（普通の速さ）	3.6			水泳（流す平泳ぎ）50m	11.0
		階段をおりる	4.0			水泳（クロール）	21.0
		掃除，雑巾かけ	4.5			縄跳び（60〜70回/分）	9.0
		急ぎ足（運動，買い物）	4.5			ジョギング（160m/分）	9.5
		布団あげおろし	3.5			筋力トレーニング（平均）	10.6
		おろし・とり込む	5.9			腹筋運動	8.6
		階段昇降	5.8			ダンベル運動	12.5
		キャッチボール	4.0			バーベル運動	9.7
		ゴルフ（平地）	4.0			日本民謡踊り（阿波踊りなど）	13.0
		ダンス（軽い）	4.0			ランニング（200m/分）	13.0

注）動作強度はそれぞれ平均的な動作における値である。　　　　　　　　　（第六次改定日本人の栄養所要量より）

表IX-8　生活活動調査による消費エネルギー量の推定例

【設定状況】
　30分の休憩を挟んで2時間（120分）の間バレーボールを行った体重50kgの20歳女性
【Af値：表IX-7より】
　休憩＝談話（立位）＝1.3　　　　バレーボール＝7.0
【計算例1：単位時間＝1分】
　1日の基礎代謝量＝18.3×50＋272＝1,187 kcal/日・・・（表IX-3より）
　1分間あたりの基礎代謝量（分時基礎代謝量）＝1,187kcal/日÷1,440分＝0.824kcal/分
　ΣAf＝30分×1.3＋90分×7.0＝669
　この2時間の消費エネルギー＝669×0.824kcal/分＝**551kcal**
【計算例2：単位時間＝1時間】
　1日の基礎代謝量＝18.3×50＋272＝1,187 kcal/日・・・（表IX-3より）
　1時間あたりの基礎代謝量＝1,187kcal/日÷24時間＝49.458kcal/時
　ΣAf＝0.5時間×1.3＋1.5時間×7.0＝11.15
　この2時間の消費エネルギー＝11.15×49.458kcal/時＝**551kcal**

さらに，「日本人の食事摂取基準（2010年版）」からは，Af 値に変えて**METs**（**メッツ**：Metabolic equivalent）が使用されるようになった（表IX-9）。先に記したように Af 値は，基礎代謝量の倍数として表した各身体活動の強度の指標であったが，METs 値は，座位安静時代謝量の倍数として表した各身体活動の強度の指標である。したがって，この METs 値と Af 値の間には，"Af≒METs×1.1（空腹時座位安静である METs 値は空腹時安静仰臥である Af の10%増し），"の関係があり，基礎代謝は METs の90%（0.9）とする。なお，睡眠時代謝は Af 値を使用していた「食事摂取基準（2005年版）」から，睡眠時代謝は基礎代謝と同じとされるようになったことに注意が必要である。

表IX-9　METs値を用いた身体活動の分類例

身体活動の分類 （METs値の範囲）	身体活動の例
睡眠（0.9）	睡眠
座位または立位の静的活動 （1.5：1.0～1.9）	テレビ・読書・電話・会話など（座位または立位），食事，運転，デスクワーク，縫物，入浴（座位），動物の世話（座位・軽度）
ゆっくりした歩行や家事など 低強度活動 （2.5：2.0～2.9）	ゆっくりした歩行，身支度，炊事，洗濯，料理や食材の準備，片付け（歩行），植物への水やり，軽い掃除，コピー，ストレッチング，ヨガ，キャッチボール，ギター，ピアノなどの楽器演奏
普通歩行を含む長時間持続可能な運動・労働など中強度活動 （4.5：3.9～5.9）	ふつう歩行～速歩，床掃除，荷造り，自転車（ふつうの速さ），大工仕事，車の荷物の積み下ろし，苗木の植栽，階段を下りる，子どもと遊ぶ，動物の世話（歩く／走る，ややきつい），ギター：ロック（立位），体操，バレーボール，ボーリング，バドミントン
頻繁に休みが必要な運動・労働など高強度活動 （7.0：6.0以上）	家財道具の移動・運搬，雪かき，階段を上る，山登り，エアロビクス，ランニング，テニス，サッカー，水泳，縄跳び，スキー，スケート，柔道，空手

※ メッツ値（metabolic equivalent, MET：単数形，METs：複数形）は，Ainsworth,et alによる。いずれの身体活動でも活動実施中における平均値に基づき，休憩・中断中は除く。

（厚生労働省：「日本人の食事摂取基準（2010年版）」より）

なお，活動量の指標として，**"エクササイズ"**という表現がある。エクササイズとは，『エクササイズ＝METs×時間』で計算されるものである。『健康づくりのための身体活動基準 2013』においては，健康づくりの運動として，18～64歳の場合，3 METs 以上の身体活動（生活活動を含む）を 23 METs・時／週（23エクササイズ／週），3 METs 以上の運動を 4 METs・時／週（4 エクササイズ／週）以上を基準としている。

Mets を用いて消費エネルギーを推定するには，基本的にはタイム・スタディー法を応用する（座位安静時代謝量＝基礎代謝×1.1 とし，METs・時の合計値にその数値を乗じる）ことで可能であるが，Mets×時間であるエクササイズと体重を使って次式による概算も可能である。

エネルギー消費量（kcal/日）＝体重（kg）×1日の合計エクササイズ×1.05

IX. 3 運動様式とエネルギー産生様式およびエネルギー源の変化

A. エネルギー産生様式の種類と特徴

　体内では，三大栄養素が酸化分解されてエネルギーが産生されるが，そのほぼ半分は体温保持のための熱エネルギーとして利用され，残りの半分は化学結合エネルギーとして補足される。この化学結合エネルギーとしての役割を担う高エネルギー化合物が**アデノシン3リン酸（ATP）**であり，1分子あたり約 8kcal のエネルギーとなる。この ATP からのエネルギー発生は，ATP が無機リン酸を放出して**アデノシン2リン酸（ADP）**になるときに発生する熱を利用している。

　エネルギー産生様式には，酸素を必要としない**無酸素系（基質レベルのリン酸化：ATP-CP系，乳酸系）**と酸素を必要とする**有酸素系（酸化的リン酸化）**に分類され，それぞれに表IX-10 のような特徴がある。

表IX-10　エネルギー産生様式の種類と特徴

	無酸素性 （基質レベルのリン酸化）		有酸素性 （酸化レベルのリン酸化）
	ATP・CP系	乳酸系	クエン酸回路・電子伝達系
酸素の必要性	不要	不要	必要
エネルギー産生量	少ない	かなり多い	極めて多い
要領	100cal/kg	230cal/kg	∞cal/kg
持続性	短い	中間	長い
エネルギー発生速度	極めて速い 13.0cal/kg/秒	速い 7.0cal/kg/秒	遅い 3.6cal/kg/秒
細胞内での反応場所	細胞質基質	細胞質基質	ミトコンドリア

　これらエネルギー産生様式ごとの酸素の必要性とエネルギーの発生速度および持続性の特徴でもって，運動の種類や持続時間でエネルギー様式は互いをカバーしあって持続的にエネルギーを供給している（図IX-3）。

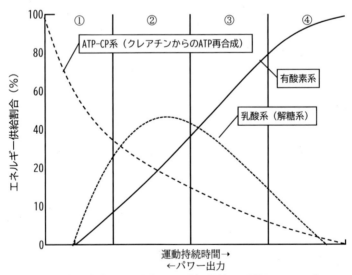

図IX-3　運動経過時間・運動強度とエネルギー供給系の関係のイメージ
「Fox：Sports Physiology W.B.Saunders Co., 1979, p.27」を参考に作成
① 運動時間30秒程度以内の激しい運動
② 30秒～1分30秒程度の運動（400m走，100m競泳など）
③ 1分30秒～3分程度の運動（800m走，200m競泳など）
④ 3分程度以上持続する運動（ジョギングなど）

B．ATP-CP系によるエネルギー産生

　エネルギー産生において最終的に利用されるのは，ATP（アデノシン3リン酸）である。このATPからのエネルギーの発生は，ATPが高エネルギーリン酸結合によって結合していた無機リンを切り離してADP（アデノシン2リン酸）になるときに発生する熱を利用している。

　ATPは保存が効かず，生成されると速やかに消費される。このときにクレアチン（アミノ酸のアルギニン，グリシン，メチオニンが原料）はリン酸を受け取ってクレアチンリン酸になる。このクレアチンリン酸は保存可能な高エネルギーリン酸化合物であり，ADPにリン酸を渡してATPの再生に利用が可能である（図IX-4）。

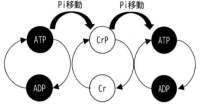

図IX-4　ATP-CP系のエネルギー産生

　筋運動が開始された瞬間から筋組織では平常時に比べて多くのATPを必要とする。この初期の数秒間は筋肉内のATPを瞬時に利用するが，先に記したようにATPは保存が効かないため速やかにADPからATPを再生する必要がある。このときに，保存型高エネルギーリン酸化合物であるクレアチンリン酸からADPにリン酸が渡される。このエネルギー産生様式がATP-CP系（"非乳酸系"ともいう）が作動することになる（図IX-5）。このATP-CP系は，その後に続く乳酸系（解糖系）や有酸素系（クエン酸回路と電子伝達系の協働による酸化的リン酸化）に比べると極端に持続性が短く，エネルギーの発生量も少ないが，ATP再生速度が極めて速いことから，短距離走など瞬発的なパワーを要する筋運動時のエネルギー供給経路として重要な役割を担っている。

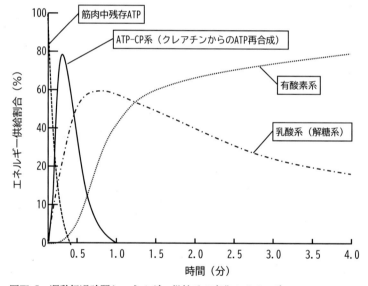

図IX-5　運動経過時間とエネルギー供給系の変化のイメージ

「岸恭一・上田伸男　編：栄養科学シリーズNEXT　運動生理学，講談社，p.36」を参考に作成。ただし，イメージであって数値は正確ではない。

C．乳酸系によるエネルギー産生

　乳酸系は，グルコースやグリコーゲンが嫌気的条件下でリン酸化を受けて（基質レベルのリン酸化），ピルビン酸を経由して乳酸にまで分解される過程でATPを生成する様式である（図IX-6）。

　この様式では，有酸素的なエネルギー産生に比べると効率は悪いが，酸素を必要としないでATP-CP系と比較して多くのATPを継続的して供給できる。ただし，筋肉内で乳酸のある程度のレベル以上になると筋収縮は出来なくなる（動物の死後硬直は，筋肉内での乳酸蓄積である）。

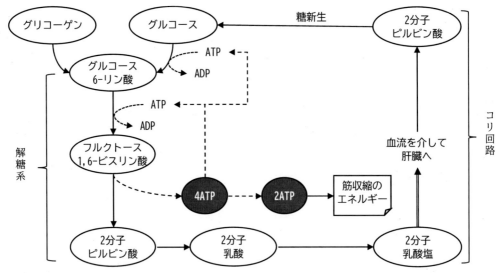

図Ⅸ-6　乳酸系のエネルギー産生経路

D．有酸素系によるエネルギー産生

　有酸素系のエネルギー産生は，クエン酸回路と電子伝達系の協働による酸化的リン酸化である。すなわち，グルコースやグリコーゲンの代謝（解糖系）によって生じたピルビン酸からのアセチルCoAやオキサロ酢酸，脂肪酸のβ酸化によって生じたアセチルCoA，アミノ基転移反応によるクエン酸回路中間代謝産物などが最終的に二酸化炭素と水に完全酸化される過程である。これらクエン酸回路に関連した生成物の供給があれば理論上無限に継続してATPが生成される効率的なエネルギー産生様式と言える。

E．エネルギー産生様式とエネルギー源

　エネルギーの産生系は，運動の種類や持続時間で変化し，各エネルギー様式はお互いをカバーしあっている。すなわち，軽い運動では単位時間に必要とするエネルギー（ATP）は少ないことから，これを生成するのに必要な酸素供給が不足することはないため，有酸素系の産生機構で長時間の運動持続が可能であるが，単位時間当たりに多くのエネルギーを要する強度の高い運動では，多くのエネルギー（ATP）が必要である一方で運動中の酸素供給が不足するため無酸素性のエネルギー産生機構に頼ることとなる。そのため，図Ⅸ-7に示すように，短時間の運動ほど無酸素性エネルギー産生機構の割合が高く，長時間の運動ほど有酸素性エネルギー産生機構の割合が高くなる傾向にある。

　また，表Ⅸ-11や図Ⅸ-8に示すように，運動時間が長くなるに連れて有酸素的なエネルギー産生が高まっていくにつれて，エネルギー源もATPのような高エネルギーリン酸化合物→糖質→糖質と脂質の混合のように変化し，糖質と脂質の混合においても，運動強度が低く，運動時間が長いほど脂質の燃焼割合が増加する。

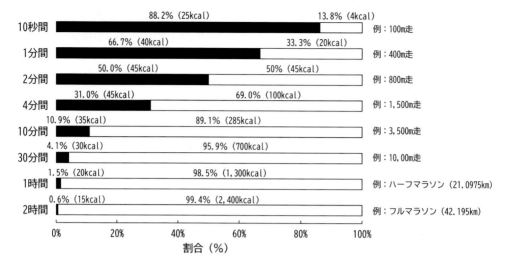

図Ⅸ-7　運動持続時間と無酸素性・有酸素性の割合
　「中野昭一 編著：図説・運動の仕組みと応用，医歯薬出版，p.146」を参考に作成。

表Ⅸ-11　運動様式とエネルギー産生様式および主なエネルギー源

運動負荷様式	エネルギー産生様式	エネルギー源
・瞬発性運動 　（時間：45秒未満）	完全無酸素性	高エネルギーリン酸 　（筋貯留ATP，クレアチンリン酸による再生ATP）
・短期持久性運動 　（時間：45秒〜2分）	顕著な無酸素性	糖質（解糖系）
・中期持久性運動 　（時間：2分〜8分）	有酸素性と無酸素性の混合	糖質（解糖系，クエン酸回路と電子伝達系）
・長期持久性運動 　（時間：8分〜60分）	顕著な有酸素性	糖質・脂肪酸（クエン酸回路と電子伝達系）
・極度持久性運動 　（時間：60分以上）	完全有酸素性	糖質・脂肪酸（クエン酸回路と電子伝達系）

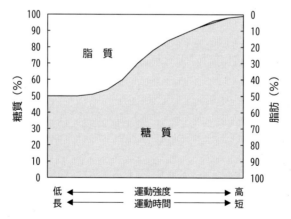

図Ⅸ-8　運動の強度・時間と糖質および脂質の燃焼割合
　「Fox：Sports Physiology W.B.Saunders Co.，1979，p.36」を
参考に作成

Ｘ．運動と健康

Ｘ．1　運動生理の基礎

Ａ．呼吸の生理

①　呼気分画

　図Ｘ-1は，呼吸において出入りする気体の量を表したものであり，これを**呼気分画**という。

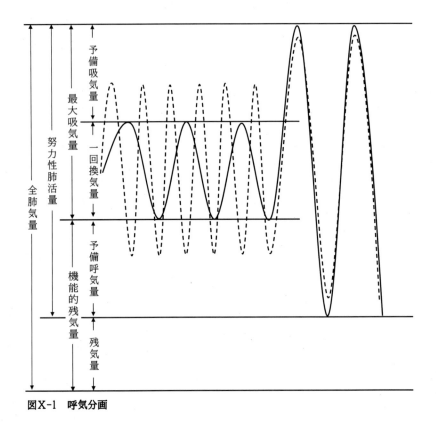

図Ｘ-1　呼気分画

　肺活量は，最大能力で呼吸をしたときの気体の量であるが，通常の呼吸ではその能力の一部を用いている。この通常の呼吸量を**一回換気量**という。なお，普段使わない気体の出入り量の部分を**予備呼気量**あるいは**予備吸気量**という。

　安静時と運動直後での呼気分画を比較すると，運動時は呼吸が激しくなり，1回の呼吸の間隔も短縮される。なお，肺活量に関しては，運動に伴う激しい呼吸のために呼吸筋力が疲労し，一時的に低下したり，逆に呼吸能力が目覚めて，若干増加したりする場合もある。しかし，運動を習慣づけ，呼吸筋力を鍛えることによって，将来的には肺活量も高くなっていく。

②　酸素摂取量

　酸素摂取量とは，１分間当たりに体内に取り込まれる酸素量であり，**最大酸素摂取量**とは，その最大量のことである。なお，最大酸素摂取量は，一般に体重当たり（mL/分/kg）で表現される。

　最大酸素摂取量の測定は，漸増的に運動強度を上昇（自転車エルゴメーターの場合は，徐々にペダルの重さを上げていき，トレッドミルの場合は，徐々に走行速度を上昇させる）させていきながら酸素摂取量を継続して測定していく。運動負荷の種類としては，自転車エルゴメーターやトレッドミルが使用されるが，両者の数値には一般的に違いが生じ，自転車エルゴメーターのほうがトレッドミルに比べて低くなる傾向にある。

　最大酸素摂取量は，運動慣れしているか否か（運動習慣者は高くなる），あるいは長距離向きか短距離向きか（長距離向きの人は高くなる）などでその数値は異なる。なお，酸素摂取量とは，呼吸によって体内に取り込まれる酸素量であるとともに，その運動に必要な酸素要求量であることから運動強度の指標でもある。したがって，一般的に運動強度との間には正の比例関係にある（図Ⅹ-2）。

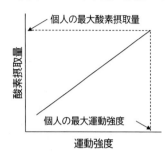

図Ⅹ-2　酸素摂取量と運動強度

③　運動中酸素摂取量と酸素負債

　図Ⅹ-3 は，運動中に必要な酸素要求量としての酸素摂取量と酸素の供給量（取り込まれる酸素量）の関係を示している。

　運動に伴って酸素要求量は増加するが，運動開始直後は，体内での酸素要求量に対して酸素供給が追いつかず，無酸素系のエネルギー産生に頼る。しかし，運動を継続すると，酸素供給量が上昇して酸素要求量に追いつく。酸素要求量の低い低強度の運動では，その人が取り込める酸素の最大量（最大酸素摂取量）に対して余力があるため，需要と供給が同レベルになる。この状態を定常状態という。なお，運動が終了されてもすぐに呼吸は安静時の状態には戻らず，しばらくの間は多くの酸素を摂取しようとする。このときの酸素量（図中 C の面積）は，運動開始直後や高強度運動における酸素需要に対して，運動者の持つ酸素供給の最大能力が追いつかず不足した量（図中 A の面積）と一致する。この運動後にしばらくの間酸素の供給量が高まった現象を**酸素負債**という。

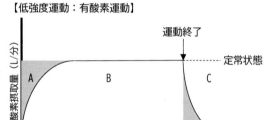

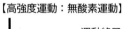

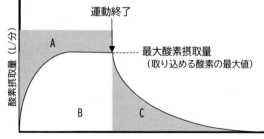

図Ⅹ-3　運動中の酸素摂取量（酸素負債）

A：運動中の酸素不足
B：運動中の酸素摂取量　　　　Aの面積＝Cの面積
C：酸素負債

④　酸素解離曲線

　酸素とヘモグロビンの結合力（**ヘモグロビン酸素飽和度**）の諸条件での変化を示したものを，**酸素解離曲線**という（図Ｘ-4）。

　ヘモグロビンの酸素飽和度は酸素分圧の高いところで高くなり，酸素分圧の低いところでは飽和度も低下する。しかし，酸素飽和度は酸素分圧が低いところだけでなく，二酸化炭素分圧の高いところやpHの低いところ，温度の高いところでも低下する。一般に，肺の部分は酸素分圧が高く，二酸化炭素分圧が低いことからヘモグロビンと結合する酸素の量は多くなるが，骨格筋など末梢組織においては，酸素を使ってエネルギーを発生させるとともに，二酸化炭素も生成し（二酸化炭素分圧が上昇），pHも低下し，さらに温度も上昇する。そのため，ヘモグロビンと酸素の結合は弱くなり，酸素が放出される。このメカニズムは呼吸において重要な部分を担っている。

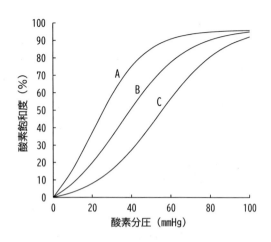

図Ｘ-4　ヘモグロビン酸素解離曲線に及ぼす二酸化炭素分圧，pH，温度の影響

A：低CO_2分圧・pH低め・温度低め
B：中CO_2分圧・pH中程度・温度中程度
C：高CO_2分圧・pH高め・温度高め

Ｂ．循環器の生理

①　心臓と特殊心筋

　心臓は，全身に血液を送るポンプの役割を持っている。哺乳類の場合は，4つのブースに区切られており，心臓上部を心房，下部を心室という。

　血液は，心室から動脈へ送り出されるが，血管の種類（動脈，静脈）と血液の種類（動脈血，静脈血）は必ずしも一致しない。全身（大動脈）に血液を送り出す（体循環）のは左心室であり，このとき大動脈に送り出される血液は，酸素の多い動脈血である。また，全身を巡った血液は，末梢で酸素の少ない静脈血となり，静脈を通って，右心室へ帰る。この体循環の場合は，血管の種類と血液の種類が一致するが，肺を巡る循環（肺循環）では，種類が異なる。すなわち，右心房から右心室へ送られた静脈血は，肺動脈を通って肺へ送られ，酸素を受け取って動脈血となり，肺静脈を通って左心房へ戻る。

　心臓は，摘出されても独自に拍動を継続することが可能である。これを心臓の自律性というが，この心臓の自律性は**特殊心筋**と**刺激伝導系**の働きによるものである。

　図Ｘ-5に特殊心筋と刺激伝導系を示している。まず，右心房上部にあるペースメーカーである**洞結節（洞房結節）**において一定間隔で刺激が発生する。その刺激が心房と心室の中隔付近にある**房室結節**に伝わり，**ヒス束**を通過して，心室全体に広がる**プルキンエ線維**に刺激が伝導することで心臓は拍動を行っている。なお，この刺激伝導の様子は，**心電図**で判別することが可能である。

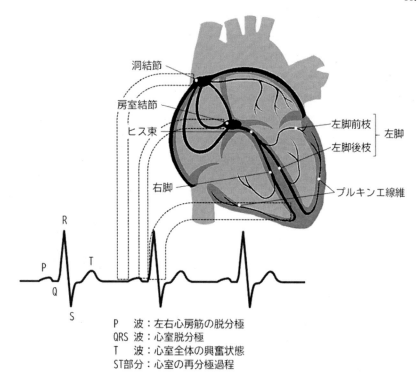

P　　波：左右心房筋の脱分極
QRS 波：心室脱分極
T　　波：心室全体の興奮状態
ST部分：心室の再分極過程

図X-5　心臓の特殊心筋と刺激伝導系および心電図の波形

②　運動に対する循環の応答

　運動を行うことで，図X-6 に示すとおり，心拍数や**1回拍出量**が増加し，ひいては**心拍出量**が上昇するなど，心臓の機能が高まる。したがって，運動を行うことは心筋を鍛えることなる。鍛えられた心臓は，ポンプとしての能力が向上して一回拍出量が大きくなることから骨格筋への酸素供給能力も高くなり，最大酸素摂取量は高値を示すようになる（図X-7）

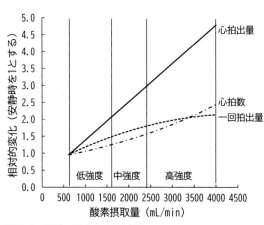

図X-6　運動の強さと循環応答

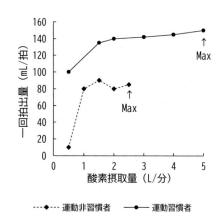

図X-7　一回拍出量と運動強度のイメージ

Ⅹ．運動と健康

　また，運動に伴う心拍数の上昇最高値は，運動習慣にかかわらず年齢でほぼ一定の"220－年齢"とされている。安静時の心拍数は，運動習慣者は非運動習慣者に比べて１回拍出量が大きいことから低くなるが，運動に伴う心拍数の上限には運動習慣の有無は関係しないことから最高心拍数に至るまでの上昇角度も緩やかとなる結果，最大酸素摂取量も運動習慣者は高値となる（図Ⅹ-8）。

　このように最大酸素摂取量は同じ性別・年齢であっても個人で異なる。そこで，個人ごとの最大酸素摂取量に対する％である**％VO₂max** で尺度を揃えたうえで20歳前後の男女14名の心拍数と％VO₂max の関係をみると，図Ⅹ-9に示すような正の相関関係にあることが見て取れる。

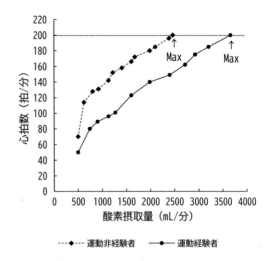

図Ⅹ-8　一般男子大学生（20歳）における　　　　心拍数と運動強度（酸素摂取量）の関係

　被験者は，現在習慣的な運動は行っていないが，中・高等学校時代に運動系部活動を行っていた者とそうでない者である。

【男　性】

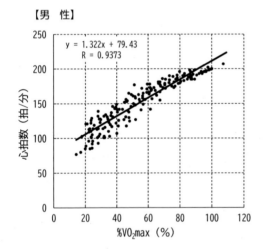

【女　性】

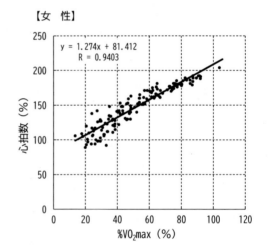

図Ⅹ-9　％VO₂maxと心拍数の関係

　被験者は，男性14名（平均年齢±SD＝20.4±0.9歳），女性14名（19.6±0.5歳）である。

　このように，運動時の心拍数は酸素摂取量とほぼ比例して直線的に増加することから，心拍数を用いて運動強度を表すことができる。その方法として，**カルボーネン法**が挙げられる。カルボーネン法は，**％HRR** が用いられる。**HRR** は"Heart Rate Reserve"の略であり，"Reserve"が予備・備蓄を意味することから，運動によって安静時から上昇している心拍数が，最大心拍数までの余力の何％に相当するかという意味になる（図Ⅹ-10）。

　この％HRR と％VO₂max の関係は，心拍数と％VO₂max よりも相関性が高いだけでなく，％VO₂max と％HRR の数値が近似するという特徴を持つ（図Ⅹ-11）。

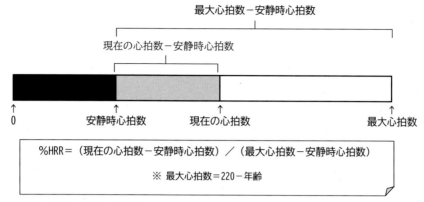

図X-10　％HRRの概念と計算式

$$\%HRR＝（現在の心拍数－安静時心拍数）／（最大心拍数－安静時心拍数）$$

※　最大心拍数＝220－年齢

【男　性】

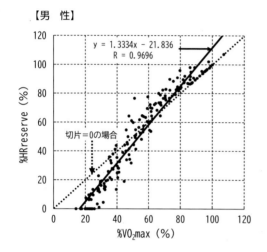

【女　性】

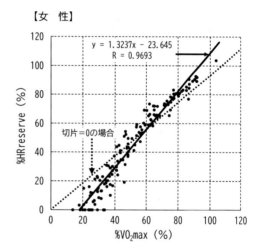

図X-11　％VO₂maxと％HRreserveの関係

被験者は，男性14名（平均年齢±SD＝20.4±0.9歳），女性14名（19.6±0.5歳）である。

X．2　健康づくりのための運動

A．健康づくりのための運動の強度

　運動の様式には，短距離走のように運動中にはほとんど呼吸を行わない瞬発的な**無酸素運動**（anaerobics）と，呼吸を維持しながら運動を持続するジョギングのように持久的な**有酸素運動**（aerobics）がある。

　無酸素運動は，筋力を高めることに貢献し，有酸素運動は，脂肪燃焼を促すといった効果が期待されるが，肥満者・生活習慣病予備軍者が増加している今日，健康づくり（体脂肪燃焼）のためには，％VO₂max が50〜60％程度の有酸素運動を行うことから始めることが推奨され，1989年に厚生労働省による**運動所要量**として提示された（表X-1）。

表X-1　厚生労働省による運動所要量（1989年）

◆運動強度が最大酸素摂取量の50％の場合				
年齢階級（歳代）	20	30	40	50	60
合計運動時間（分/週）	180	170	160	150	140
目標心拍数（拍/分）	130	125	120	115	110

◆運動強度が最大酸素摂取量の60％の場合				
年齢階級（歳代）	20	30	40	50	60
合計運動時間（分/週）	90	85	80	75	70
目標心拍数（拍/分）	145	140	130	125	120

1回の運動時間が10分以上で1日合計20分以上毎日運動を行うことが望ましい。

Ⅹ．運動と健康

　健康づくりのための運動は，身近なところから，例えば1駅歩くなどから始めることも可能であり，継続した習慣とするためには，苦痛にならない程度で行うことが大切である。また，余暇などを利用して行うことも大切である。さらに，健康づくりの運動を行う場合には，図Ⅹ-12に示すように体脂肪が燃焼し始めるのに5〜10 分間程度の時間を要することを考慮し，1回の運動で最低でも 10 分間は持続して実施できる運動とし，できれば毎日実施することが望ましい。このときの身近な運動例は，図Ⅹ-13の通りである。

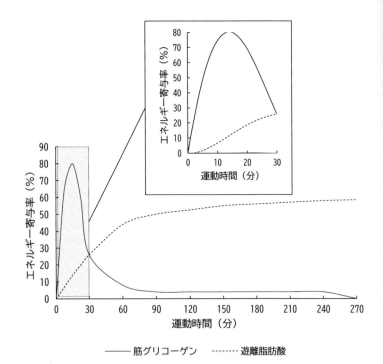

――― 筋グリコーゲン　　┈┈┈ 遊離脂肪酸

図Ⅹ-12　運動時間の経過に伴う筋グリコーゲンと遊離脂肪酸の寄与率推移

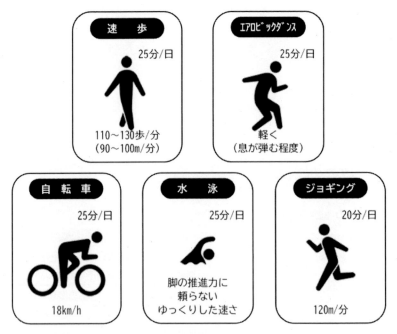

図Ⅹ-13　健康づくりのための適当な運動の例
「健康づくりのための運動所要量策定検討会報告書（1989）」を参考に作成

さらに，体が慣れてくれば，可能であれば心肺機能を高め，筋力および体力の増強を図るためにある程度高強度の運動（%HRR で 60〜80％程度の範囲の運動）も取り入れることが望ましい。このときの目安となる心拍数の計算は，表X-1 に示される運動強度時の目標心拍数は，図X-11 に示す%HRR と%VO₂max の関係が根拠となっていることを利用して表X-2 の方法で計算することが可能である。

表X-2　目標%HRR（カルボーネン法）時の目標心拍数の目安計算法

1. 推定最大心拍数（拍/分）＝220－年齢
   ※ 高齢者の場合，安全を考慮して"207－（年齢×0.7）"とする方法もある。

2. $\%HRR = \dfrac{運動時心拍数－安静時心拍数}{最大心拍数－安静時心拍数} \times 100$

   ↓

   目標心拍数（拍/分）＝（最大心拍数－安静時心拍数）×（目標%HRR/100）＋安静時心拍数

   例：20歳で安静時心拍数が60拍/分の場合
   <50%HRR>　　　　　　　　　　　　　　<60%HRR>
   （220－20－60）×0.5＋60＝130拍/分　　（220－20－60）×0.6＋60＝144拍/分

B．運動の健康効果の例

運動は，体の代謝を高めるだけでなく，基礎体力の向上にも貢献し，健康の維持・増進には重要である。生体は，機能を使えばそれを維持・増強する一方で，その機能を使わないと衰退していく性質（**廃用性萎縮**）を持っている。言い換えれば，運動によって身体機能を利用しないと，関連した諸機能が低下していくことになる。なお，表X-3 は，極端な例ではあるが，長期間の**ベッドレスト**を実施した場合の諸機能への影響の一部をまとめたものであり，図X-14 は糖代謝への影響を示したものである。

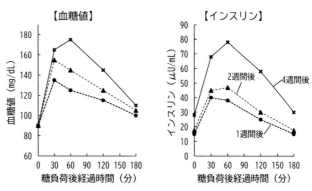

図X-14　若年者における糖代謝に及ぼすベッドレストの影響
（「皆川彰 他：臨床病理 **25** 1977 p.495」を参考に作成）

表X-3　長期間のベッドレストが人体に及ぼす影響の例

【循環器・呼吸器系】
(1) 安静時および運動時の心拍数増大
(2) 心容量の減少
(3) 一回拍出量の減少
(4) 起立耐性の低下
(5) 加速度耐性の低下
(6) 最大酸素摂取量の減少
(7) 肺活量の低下
(8) 造血機能の低下（赤血球の減少）

【骨格系】
(1) 骨の脱灰（N，P，Caが0.5%/月で減少）
(2) 尿中カルシウム排泄量の増大
(3) 骨軟化→骨折の危険性の増大

【筋肉系】
(1) 萎縮（サルコペニア）
(2) 筋肉の脂肪置換

【内分泌系】
(1) 副腎皮質ホルモンの減少※
(2) 血漿インスリン濃度の上昇（感受性低下）

※ 副腎皮質ホルモンのうち糖質コルチコイドは，炎症症状やアレルギー症状を消去したり，赤血球や血小板および細菌感染に抵抗する白血球のうちの好中球を増加させる。
また，副腎皮質ホルモンはあらゆるストレスに抵抗するためにも重要な役割を持つ。

（「池上晴夫：運動処方　朝倉書店 1982 p.39」を参考に作成）

① 糖代謝に対する運動効果

図X-14から，ベッドレスト期間が長くなるほど空腹時の血糖値は同じであってもインスリン値が高値を示すようになっている。これは，**インスリン感受性の低下（インスリン抵抗性の高まり）**によるものであり，実際糖負荷後の血糖値の変化においても，インスリン分泌はベッドレスト期間が長いほど高値であるにもかかわらず血糖値の上昇も大きくなっている。

インスリン抵抗性が高まって生じる糖尿病は，**インスリン非依存型糖尿病（2型糖尿病）**に分類される。インスリン抵抗性は，体重，とくに体脂肪率と正の相関関係がある（図X-15）。これが，肥満が糖尿病になると広く一般に言われている所以である。

糖尿病の治療には，食事療法の他に薬物療法と運動療法がある。そのうちの運動療法に関連して，インスリン非依存型糖尿病

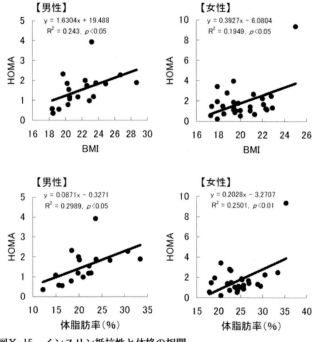

図X-15　インスリン抵抗性と体格の相関
HOMA-R値＝空腹時血糖値（mg/dL）×インスリン値（μU/mL）÷405
※HOMA-R値≦1.6で正常，HOMA-R値≧2.5でインスリン抵抗性が強いと判定

患者において，トレーニング実施前後での糖負荷試験の結果を比較したところ，トレーニングを実施することで，インスリン感受性の改善が認められたことが報告されている（図X-16）。このトレーニングによるインスリン感受性の改善は，運動による体脂肪低減のほか，運動による血糖の取り込み促進・インスリン節約などが関係している。このように運動を行うことで糖代謝の改善効果，ひいては糖尿病の予防あるいは改善効果が期待できる。

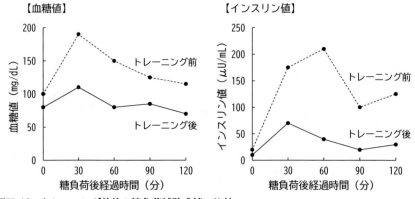

図X-16　トレーニング前後の糖負荷試験成績の比較
（「山田哲雄 他：糖尿病治療研究会報，**3**，37-42，1982」を参考に作成）

② 脂質代謝に対する運動効果

　運動の中でも有酸素運動は，脂質燃焼を促進することから，**脂質異常症**の予防や改善に期待できる。図X-17は，健康な女子大学生に2週間にわたって毎日20〜30分の軽度運動を実施させた前後での血液生化学検査結果の比較である。図に示す通り，空腹時血糖値は，前項（図X-16）で記した通り低下傾向にあったことに加えて，血清中性脂肪濃度および総コレステロール濃度では有意な低下傾向が認められている。さらに，軽度脂質異常症の場合，運動療法によって，総コレステロール濃度の低下は明確ではないが，血清中性脂肪濃度の低下傾向とHDL濃度の有意な上昇が認められている。

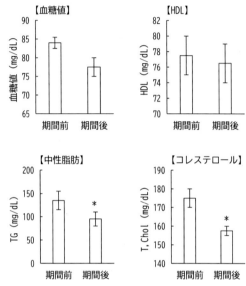

図X-17　若年女性における2週間の有酸素運動期間前後での血液生化学検査値の変化

　　データは，平均値±SEM（n＝10）。
　　被験者は，健康な女子大学生であり，1日20分以上の有酸素運動を2週間にわたって実施させた。
　　母平均の差の検定は，対応のあるt-検定（両側）で行った（＊；$p < 0.05$）。

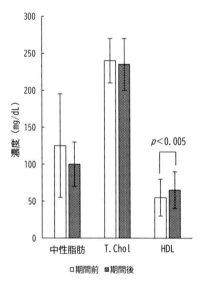

図X-18　脂質異常に及ぼす運動療法効果
被験者は13名
（「伊藤朗，高橋徹三　ら：
　運動処方研究，173，1982」を参考に作成）

　また，表X-4の報告結果によると，成人男性におけるとくに運動習慣のない非運動対照群と日常ランニングを実施しているランナー群における血漿脂質関連生化学検査値およびそれらの数値から計算される指標を比較した結果，30歳代と60歳代のいずれにおいても，ランナー群は非運動対照群に比べてHDL-Cが有意に高く，中性脂肪は有意な低値を示している。なお，有意な差は認められていないが，高コレステロールは30歳代と60歳代のいずれもランナー群が高値を示す傾向にあり，60歳代においてはLDL-Cも高値を示す傾向にあったとされている。しかし，総コレステロール，LDL-CおよびHDL-Cの数値を用いて計算される動脈硬化の危険性を示す指標（**動脈硬化指数**および**LDL-C/HDL-C**）を比較すると，いずれの年代においてもランナー群は非運動対照群に比べて低値を示していることから，動脈硬化の危険度は低いと考えられる。これらのことから，日常的に有酸素運動を習慣化することで動脈硬化，ひいては虚血性心疾患など循環器疾患の予防が期待できる。

表X-4　非運動対照群とランナー群の平均血漿脂質関連生化学検査値の比較（男性）

	n数	総コレステロール （mg/dL）	LDL-C （mg/dL）	HDL-C （mg/dL）	動脈硬化指数[#]	LDL-C/HDL-C[†]	中性脂肪 （mg/dL）
60歳代対照群	15	197	119	57	2.46	2.09	110
60歳代ランナー群	30	219	127	77	1.84	1.65	73
30歳代対照群	30	201	127	54	2.72	2.35	103
30歳代ランナー群	30	203	114	74	1.74	1.54	75
有意性		NS	NS	$p<0.001$	－	－	$p<0.001$

（樋口ら，1988：「小林修平　編著，栄養大学講座11　運動生理学，訂正第10刷，p.134，光生館，2000」を参考に作成）

[#]：動脈硬化指数＝（総コレステロール値－HDL-C値）/HDL-C値
　　　正常値は4.0以下とされ，数値が大きいほど動脈硬化になりやすく，小さいほど動脈硬化になりにくい。
　　　なお，参考資料を基に計算したものであるため，有意差検定結果は不明である。

[†]：動脈硬化の進展抑制・退縮を目的としたLDL-C/HDL-C比の管理目標値は，将来の冠動脈疾患の発症を予防する場合
　　　（一次予防）では2.0以下，冠動脈疾患の既往がある場合（二次予防）では1.5以下が推奨される。
　　　なお，参考資料を基に計算したものであるため，有意差検定結果は不明である。

③　血圧に対する運動効果

　運動習慣によって循環器が鍛えられ，その結果1回拍出量や心拍数の低下が見込まれる。これらの効果によって，安静時の循環器能力に余裕がでてくる。図X-19 に示すように，トレーニングによって高血圧群では血圧が低下し，低血圧群では上昇がみられ，ほぼ適正な血圧状態に収束する効果が期待される。

　また，図X-20 に示すように，在宅高齢者においても運動指導によって安静時血圧は低く，運動中の上昇も低く抑えられる傾向が認められている。これは，運動によって血管の弾力性が高められた（血管年齢の低下）ためと考えられる。ただし，筋力を発揮するような運動は血管圧迫のために全身運動に比べて血圧上昇が著しい。したがって，高齢者や高血圧の人には，激しい運動（短距離走など）や筋力トレーニングなどは勧められない。

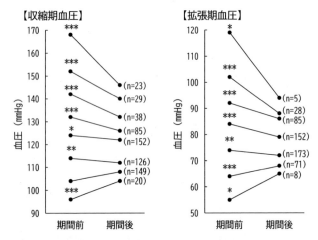
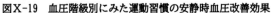
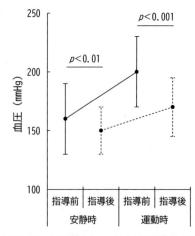

図X-19　血圧階級別にみた運動習慣の安静時血圧改善効果
成人女性522名に週1回，3か月間の健康体力づくり運動を実施した結果。
＊：$p<0.05$，＊＊：$p<0.01$。＊＊＊：$p<0.001$
（「体育科学センター，スポーツに夜健康づくり運動カルテ，p.180，講談社，1983」を参考にして作成）

図X-20　収縮期血圧に及ぼす運動指導効果
被験者は，在宅高齢者。
（「筑波大学国民体力特別研究プロジェクトチーム，国民体力研究，第6報，p.104，1980」を参考に作成）

XI. ウエイトコントロール

XI. 1 体格指標と体組成

A. 肥満と疾病

　加齢とともに筋肉量や骨量が減少し，高齢者になるとからだを支える力が弱くなる。そこに肥満が加わると，骨や関節への負担が大きくなり，腰痛や膝痛などの関節障害を起こしやすくなるだけでなく，転倒などによって骨折を起こすことも少なくない。

　肥満は，脂肪肝や膵炎の発症・憎悪，あるいは突然死の原因にもなる睡眠時無呼吸症候群などにも大きな影響を及ぼすほか，大腸がん，前立腺がん，乳がん，子宮がんなど様々ながんのリスクを高めることも指摘されている。また，肥満と疾患の関連性としてとくに注目されるのは，内分泌・代謝系や循環器系に影響を及ぼし，糖尿病，高血圧，脂質異常症などの生活習慣病の共通したリスクとなることから（図IX-1），これらの疾患がが重複して発症するメタボリックシンドロームとも密接な関係があることである。

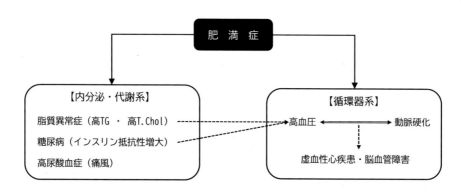

図XI-1　肥満の内分泌・代謝系および循環器系への影響の例

　しかし，図XI-1に示すように，女性においては肥満者の割合が，とくに若年層では減少あるいはさほど変化していないものの，男性における肥満者割合は，ほぼ全年齢階級で増加している。これは，とくに生物学的に生活習慣病には男性の方が罹患しやすいといったことも考慮すると非常に問題であり，早急に対策が必要である。

B. 体格指標

　成人の肥満の判定には，通常 **BMI（Body Mass Index）**が利用される。BMIは，体重（kg）÷身長（m）^{2}で計算され，標準的な体脂肪量と高い正の相関関係にあるため，身長に対する適正体重を評価・判定する体格指標として用いられており，表XI-1のようにBMI<18.5を"低体重（やせ）"，18.5〜25未満を"ふつう"，25≦BMIを"肥満"と判定し，その中でも20〜23を"適正"，さらに<u>男性ではBMI＝21.9，女性では BMI＝22.1 のときに最も疾病が少ない</u>という疫学

表XI-1　BMIによる体格の判定基準

BMI（kg/㎡）	判定（日本）	WHO基準
18.5未満	低体重	Underweight
18.5以上・25.0未満	普通体重	Normalrange
25.0以上・30.0未満	肥満（1度）	Pre−obese
30.0以上〜35.0未満	肥満（2度）	Obese classI
35.0以上・40.0未満	肥満（3度）	Obese classII
40.0以上	肥満（4度）	Obese classIII

注1）ただし，肥満（BMI≧25）は，医学的に減量を要する状態とは限らない。なお，標準体重（理想体重）は最も疾病の少ないBM=22を基準として，標準体重（kg）＝身長（m）^{2}×22で計算された値とする。

注2）BMI≧35を高度肥満と定義する。

調査の結果から，<u>BMI＝22 を"最適"</u>として用いられている。したがって，適正体重を計算する場合は，"22×身長（m）×身長（m）"で計算すれば良い。なお，WHO 基準に比べて日本の判定基準は厳しくなっている。それは，日本人は節約（倹約）遺伝子型の遺伝子多型を持つ者が多く，欧米人に比べて肥満者の割合は低い一方で，肥満にともなう生活習慣病（とくに 2 型糖尿病）が発症しやすいためと考えられる。

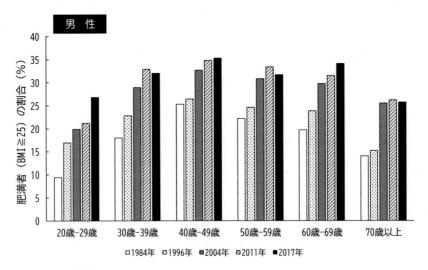

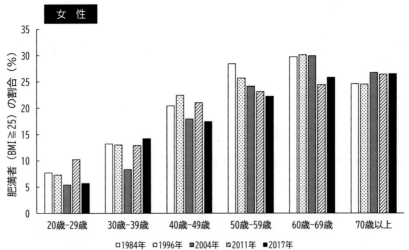

図XI-2　20歳以上における肥満者（BMI≧25）の者の割合の年次推移

（国民健康・栄養調査結果より）

　ところで，「**肥満**」と「**肥満症**」を区別する必要がある。「肥満」とは「太っている状態（体重過多）」を指す言葉であり，何らかの病気を意味するものではない。しかし，「肥満」に伴って健康を脅かす合併症を有している場合や合併症になるリスクが高い場合には「肥満症」と診断され，医学的な減量治療の対象となる。つまり，肥満と判定された者（BMI≧25）のうち，『肥満に起因ないし関連し，減量を要する（減量により改善する，または進展が防止される）健康障害を有するもの。』，あるいは『健康障害を伴いやすいハイリスク肥満ウエスト周囲長のスクリーニングにより内臓脂肪蓄積を疑われ，腹部 CT 検査によって確定診断された内臓脂肪型肥満。』のいずれかの条件を満たす者である（図XI-3）。

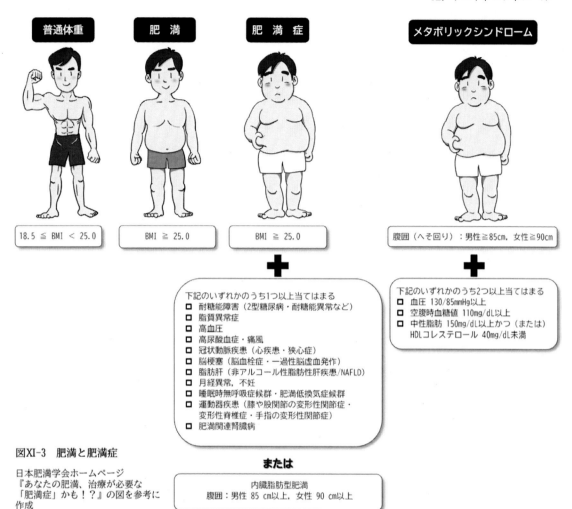

図XI-3　肥満と肥満症

日本肥満学会ホームページ
『あなたの肥満、治療が必要な
「肥満症」かも！？』の図を参考に
作成

（図中テキスト）

普通体重　18.5 ≦ BMI < 25.0
肥満　BMI ≧ 25.0
肥満症　BMI ≧ 25.0

＋

下記のいずれかのうち1つ以上当てはまる
☐ 耐糖能障害（2型糖尿病・耐糖能異常など）
☐ 脂質異常症
☐ 高血圧
☐ 高尿酸血症・痛風
☐ 冠状動脈疾患（心疾患・狭心症）
☐ 脳梗塞（脳血栓症・一過性脳虚血発作）
☐ 脂肪肝（非アルコール性脂肪性肝疾患/NAFLD）
☐ 月経異常，不妊
☐ 睡眠時無呼吸症候群・肥満低換気症候群
☐ 運動器疾患（膝や股関節の変形性関節症・
　変形性脊椎症・手指の変形性関節症）
☐ 肥満関連腎臓病

または

内臓脂肪型肥満
腹囲：男性 85 cm以上，女性 90 cm以上

メタボリックシンドローム
腹囲（へそ回り）：男性≧85cm，女性≧90cm

＋

下記のいずれかのうち2つ以上当てはまる
☐ 血圧 130/85mmHg以上
☐ 空腹時血糖値 110mg/dL以上
☐ 中性脂肪 150mg/dL以上かつ（または）
　HDLコレステロール 40mg/dL未満

BMIは体脂肪量と相関があるとはいえ，体重（kg）と身長（m）からの計算であるため体組成を完全に反映しているとは言えない。つまり，筋肉と脂肪を比較すると，筋肉の方が高比重（単位体積当たりの重量が重い）であるため，筋肉質の人のBMIは体脂肪率の高い人に比べてやや高めに算出されることになる。例えば，二刀流のメジャーリーガーとして活躍している大谷選手は，2023年2月段階のネット情報によると身長193cm，体重95kg（102kgという情報もある）とされているが，この数値でBMIを計算すると25.5（または27.4）kg/㎡であるため，軽度肥満と判定されてしまう。したがって，筋肉が多いことは問題ではない（むしろ望ましい）ことを考慮して，可能であれば体脂肪率や体脂肪量も併せて測定・評価することが望まれる。

C. 体脂肪率・体脂肪量による肥満の判定とサルコペニア肥満

① 体脂肪量・体脂肪率の測定

　体脂肪率・体脂肪量を正確に測定する方法として，水中体重法やコンピュータ断層撮影法（CT スキャン），核磁気共鳴（NMR）などの方法があるが，いずれも特殊な機器・設備や技術が必要である。そこで，簡便かつオーソドックスな方法として次の2つの方法が通常用いられている。

【皮下脂肪厚法】

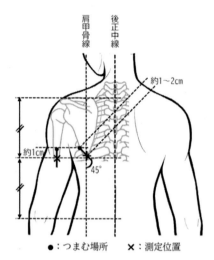

図XI-4　皮下脂肪厚の測定位置

●：つまむ場所　✕：測定位置

　皮下脂肪厚法（キャリパー法）は，キャリパーと呼ばれるノギスのような厚みを測定する器具で皮下脂肪の厚さを計測する方法である。図XI-4に示すように，**上腕三頭筋皮下脂肪厚**(TSF：Triceps Skinfold Thickness）は，利き腕でない側の肩峰から尺骨の肘頭突起までの距離の中心部（上腕骨中点）背部の1cm 上の皮膚を親指と中指で，脂肪層と筋肉部分を分離するようにつまみ，上腕骨中点部の厚さをキャリパーで計測する。**肩甲骨下部皮下脂肪厚**（SSF：Subscapular Skinfold Thickness）については，肩甲骨下角部において，TSF と同じ要領で測定する。肩甲骨下角の真下1〜2cm の所（測定部位）より1〜2cm 上を皮膚の走行線（脊柱に対して斜め下方45°）に沿って広めにつまみ，つまみの軸に垂直になるようにして，つまんだ部位から約1cm 離れた部分に接点をあてて測定する。なお，測定に際しては，つまみ方（力の加減）が一定していないと不正確になるため，熟練者か同一の測定者によって行う必要がある。

　測定した値は，合計して表XI-2 に示す判定基準値と比較する。また，表XI-3 に示す計算式に当てはめることで，推定体脂肪率を算出することも可能である。

表XI-2　皮下脂肪厚（TSF＋SSF）による肥満の判定基準

性別	年齢区分 （歳）	軽度肥満 （mm）	中等度肥満 （mm）	高度肥満 （mm）
男性	6〜8	20	30	40
	9〜11	23	32	40
	12〜14	25	35	45
	15〜18	30	40	50
	成人	35	45	55
女性	6〜8	25	35	45
	9〜11	30	37	45
	12〜14	35	40	50
	15〜18	40	50	55
	成人	45	55	60

「国民健康・栄養調査」での肥満判定基準は，成人男性40mm以上，女性50mm以上。

表XI-3　体密度（D）と体脂肪率の推定計算式

性別	年齢区分 （歳）	体密度（D）計算式
男性	9〜11	$1.0879 - 0.00151x$
	12〜14	$1.0868 - 0.00133x$
	15〜18	$1.0977 - 0.00146x$
	成人	$1.0913 - 0.00116x$
女性	9〜11	$1.0794 - 0.00142x$
	12〜14	$1.0888 - 0.00153x$
	15〜18	$1.0931 - 0.00160x$
	成人	$1.0897 - 0.00133x$

x：皮下脂肪厚（mm）＝上腕背部＋肩甲骨下角部

体脂肪率（%）＝$(4.570 / D - 4.132) \times 100$

【インピーダンス法】

　脂肪組織にはほとんど水が含まれていないため，電気伝導性もほとんどない。一方，脂肪以外の組織（**除脂肪組織**）は水分を多く含んでいることから電気伝導性が高い。この特性を利用して，電気抵抗（Ω：インピーダンス）の違いから身体組成，主として体脂肪と体水分を測定する方法が**インピーダンス法**である。

インピーダンス法は，現在は一般家電製品として一普及しており，簡便に測定できるが，電気抵抗は，摂取食事量や体水分量によって影響を受けるため，一定の条件で測定する必要がある。また，体重計と一緒になったもの（測定器に乗るタイプ）は下半身に電流を流すため，主として下半身の体脂肪の状況を反映するが，手に持って測定するタイプは，上半身の状況を反映することに注意が必要である。しかし，現在では測定器に乗った状態で同時に手にも測定器を持つタイプも流通している。このタイプでは，両方の電気抵抗から補正して全身の体脂肪率を測定するだけでなく，上腕部・下腿部・体幹部といったように部位別の体脂肪率を表示できるものもある。

② 体脂肪率による肥満の判定およびサルコペニア肥満の問題

皮下脂肪厚法の場合，キャリパー（皮脂厚計）という測定器が必要であるだけでなく，測定者の熟練度（未熟な場合，つまみ方やつまむ力が一定にならない）が影響する。また，被験者の姿勢などの影響を受けるだけでなく，測定部位（とくに肩甲骨下角部）が背部であることから，自らの測定は不可能である。したがって，最も容易かつ信頼性が高い測定方法としてはインピーダンス法が用いられることになる。そのうえで，体脂肪率から肥満を判定することになるが，その判定基準は，表XI-4に示す通りである。

表XI-4 体脂肪率による肥満の判定基準

性別	年齢区分（歳）	軽度肥満（%）	中等度肥満（%）	高度肥満（%）
男性	6～8	20	25	30
	9～11	20	25	30
	12～14	20	25	30
	15～18	20	25	30
	成人	20	25	30
女性	6～8	25	30	35
	9～11	25	30	35
	12～14	25	30	35
	15～18	30	35	40
	成人	30	35	40

図XI-2 で示していたように，成人女性における肥満者（BMI≧25）の割合は，とくに若年層では減少あるいはさほど変化していない。しかし，成人女性における「やせ」判定者（BMI≦18.5）の割合は，2000年より前に比べて増加傾向にある。これは，とくに若年女性における痩身願望の影響もあると思われるが，やせに伴う弊害（月経不良・無月経，骨形成の低下など）を考えると，けっして良い傾向とは言えない。

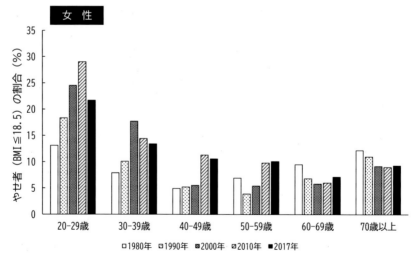

図XI-5　20歳以上におけるやせの者（BMI≦18.5）の者の割合の年次推移

（国民健康・栄養調査結果より）

なお，図XI-6 は，健康な女子大学生における体格調査の結果である。図に示すように，BMI での肥満判定では普通体重にありながら，体脂肪率による肥満判定では肥満閾に入っている者が複数名存在している。また，BMI は 19 前後と，普通体重の中でも低体重閾に近いものの体脂肪率は肥満閾である 30％に近いといった者も存在する。このように，BMI による判定と体脂肪率による判定で食い違いが生じている。脂肪に比べて筋組織の比重が高いことを考慮すると，この状態の者の体組成は，筋肉率が低く，体脂肪率が高いといったアンバランス状態であると考えられる。これを"サルコペニア肥満（隠れ肥満）"という。先に記したように，肥満とは単に過体重である状態ではなく，必要以上に体脂肪が蓄積された状態である。そして，問題になるのは，体脂肪が多いことによる健康障害である。したがって，隠れ肥満の状態にあるということはもちろん，その状態に近い場合，将来的には本当の肥満に移行する可能性が十分に高いことになる。

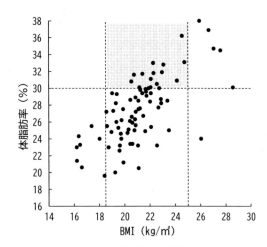

図XI-6　サルコペニア肥満（隠れ肥満）
　被験者は，同意を得た19～21歳女性83名（2004年～2013年調査：広島）である。
　網掛け部分は，BMIは普通体重の範囲（18.5以上，25.0未満）であるが体脂肪率が30％以上の肥満範囲であり，ここに属する被験者率は，23.2％であった。

D. 肥満のタイプとメタボリックシンドローム

　肥満は，体脂肪がどこの部位に多く存在するかで，「**内臓脂肪型（りんご型）**」と「**皮下脂肪型（洋ナシ型）**」の 2 つのタイプに分類することができる。図XI-7 に示すように，皮下脂肪型（洋ナシ型）は，とくに臀部や大腿部皮下脂肪として脂肪がたまった状態であり，女性に多くみられるタイプである。

　一方，内臓脂肪型（リンゴ型）は，腹部に脂肪がつき，内臓周囲に脂肪が多く沈着し，ビア樽のように腹部が大きくせり出した状態であり，男性や中高年女性に多くみられるタイプである。

　とくに健康上問題になるのは，内臓脂肪型肥満である。このタイプの肥満は，脂質異常症，高血圧，動脈硬化，糖尿病，心臓病の危険が高いことが知られており，内臓脂肪型肥満にこれら疾患の危険因子を複数併せ持った状態をとくに**メタボリックシンドローム**という。

　図XI-3 ですでに示した通り，メタボリックシンドロームの判定においては，腹囲（へそ回り）で男性 85cm 以上，女性 90cm 以上の基準が第一眼

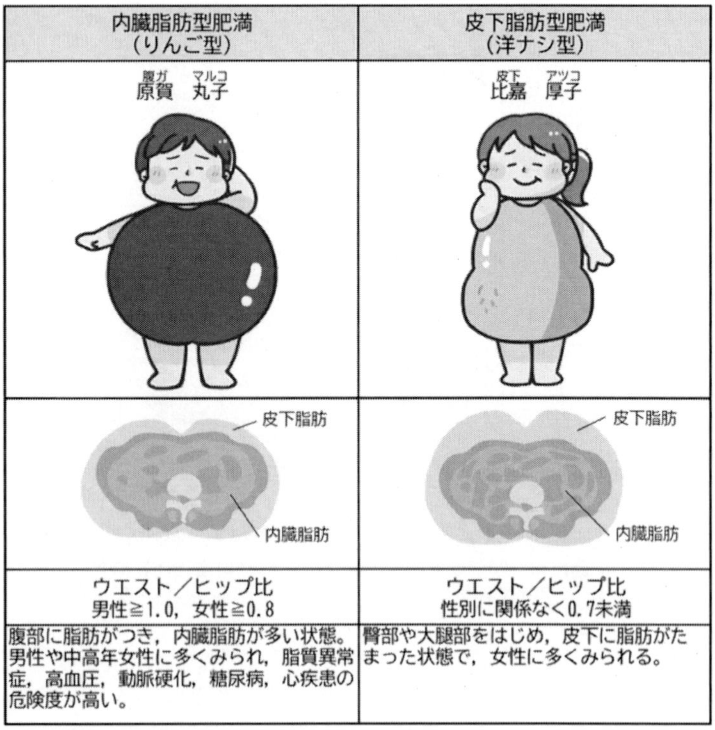

内臓脂肪型肥満 （りんご型）	皮下脂肪型肥満 （洋ナシ型）
原賀　丸子	比嘉　厚子
ウエスト／ヒップ比 男性≧1.0，女性≧0.8	ウエスト／ヒップ比 性別に関係なく0.7未満
腹部に脂肪がつき，内臓脂肪が多い状態。男性や中高年女性に多くみられ，脂質異常症，高血圧，動脈硬化，糖尿病，心疾患の危険度が高い。	臀部や大腿部をはじめ，皮下に脂肪がたまった状態で，女性に多くみられる。

図XI-7　肥満のタイプ

科医として用いられている。この腹囲のラインは，内臓脂肪面積が男女ともに 100 ㎠に相当する。しかし，このウエスト周囲径の測定による判定にも問題点はある。例えば，身長 160 ㎝未満の男性で腹囲 84.9 ㎝では「疑いなし」と判定しても，身長 190 ㎝以上の男性で腹囲 85.1 ㎝の場合は「疑いあり」ということになってしまう。つまり，基本的な形態（体型）を反映していないことになる。そこで，内臓脂肪型肥満であるか，皮下脂肪型肥満であるかの判定には，従来からウエスト周囲径（へそ周り）とヒップ周囲径を測定し，**ウエスト／ヒップ比**を算出する方法もある。このウエスト／ヒップ比が 0.7 未満であれば男女ともに皮下脂肪型と判定し，男性で 1.0 以上，女性で 0.8 以上の場合は内臓脂肪型肥満として判定する。

XI. 2　ウエイトコントロール

A. 肥満予防・解消のためのウエイトコントロール

　まず，"**ダイエット**"という言葉について，本来の"diet"とは，"日常の飲食物，食事，食物，規定食，治療食，食事療法"を意味するものであり，直接"減量"を意味するものではないが，ここでは便宜上，日本で通常使われる"ダイエット"として記す。

　ダイエットを行う前に，本当にそれが必要なのか確認する必要がある。とくに若年女性では，女優やモデルの体型に憧れた痩身願望が問題となっている。肥満が，悪性新生物（癌）や心疾患，脳血管疾患などのリスクを高めることはよく知られているが，痩せすぎの場合にもこれらのリスクが高まる可能性も指摘されている。さらに，若い時代に極端なダイエットを繰り返すことによって，貧血や免疫力の低下だけでなく，将来的には骨粗鬆症や不妊症，低体重児の出生など様々な健康問題を引き起こす。

　また，体重減少の特性についても理解が必要である。ダイエットを開始したとき，図XI-8 のイメージのように最初のころは順調に体重も減少するが，しばらくすると減少が滞ることがある。この原因は，"**体重のセットポイント説**"で説明される。体には，いくつかのセットポイント機能がある。たとえば，体温を一定に保つためのセットポイントでは，基礎体温（セットポイント）よりも体温が上昇すると，発汗，血管拡張による熱放散促進，エネルギー産生低下などによって体温を下げる方向に反応し，逆に基礎体温よりも体温が低下するとエネルギー産生上昇，血管収縮による熱保持などで体温を上昇させる。体重についてもセットポイントがあり，成長が終了した成人においては，ある程度長い期間でセットポイントが形成され，その体重を参考として維持するように代謝が調節されると考えられている。人間の長い歴史では，いかにして食物を得るかが重要な問題であったことから，セットポイントを設定し，体重減少として現れる飢餓に対して抵抗するようになっている。つまり，ダイエットを開始して体重が減少しても，セットポイントは高いままであるため，そのうち元の体重に戻す（体重を上げる）ための節約反応（エネルギー消費減のための筋肉分解，細胞の活性低下，脂肪蓄積促進など）が起こり，体重減少が滞る。この体重減少の停滞期を乗り越え，セットポイントが下がってくれば，再び体重減少に転じる。

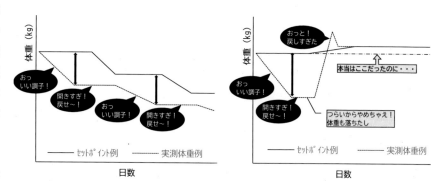

図XI-8　体重のセットポイントの更新とリバウンド発生のイメージ

　このように，体重の減少は本来階段状となる性質がある。しかし，この体重減少の停滞期の間に，とくに食事量を極端に減らしてのダイエットの場合，そのつらさに耐えられなくなり，見かけの体重で妥協してダイエットを中断しても，セットポイントは高いままであるため，元の体重に跳ね返ってしまい，脂肪蓄積も促進されていることから，時としてダイエット前の体重を超過してしまうことがある。これが"**リバウンド（跳ね返り）現象**"である。

このような，無理なダイエットを繰り返すと，ダイエットのたびに筋肉量は減少する一方で体脂肪が残り，体重のわりにぽっちゃりとした状態，いわゆる"サルコペニア肥満（隠れ肥満）"を招いてしまうことになる。

　一般には，摂取エネルギー量が消費エネルギー量に比べて多いとき，余分のエネルギー源が脂肪に形を変えて蓄積される。したがって，適正なエネルギー必要量に対して明らかに過剰なエネルギー摂取量である場合や，あまりにも極端な肥満の場合には，それなりの食事制限も必要であるが，まずは運動による消費エネルギー量の増大を図るべきである。言い換えると，安易に食事量を減らすよりも，運動によって消費エネルギー量を増やすことを考えるべきである。

　エネルギーを主に消費するのは筋肉である。もしこの筋肉量が減少すると，基礎代謝が低下し，同じような体重で，同じような生活をしていても筋肉量が多い人より少ない人（脂肪の多い人）はエネルギー消費量も少なくなる。また，鉄1kgと綿1kgでは，同じ重さであっても体積は全く異なる。すなわち，鉄の比重は綿の比重より高い。筋肉と脂肪を比較すると，筋肉は脂肪より比重が高い。そのため，同じ体重であれば，筋肉量の多い人は少ない人よりも体が締まって見える（細く見える）。

　食事量を減らすことは，体重減少に非常に有効であるが，食事量を減らしただけで，運動を行わないと，一般に体脂肪量が減るだけでなく，筋肉のような活性組織も減少してしまう（図XI-9）。これには，節約（倹約）遺伝子が関与する。仮に，個体の死と細胞の死が同時であるなら臓器移植は成り立たない。したがって，個体の死と細胞の死は別物である。この細胞の死を招く要因の一つにエネルギー供給

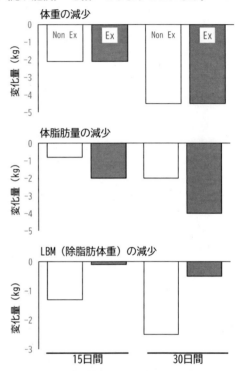

図XI-9　減食のみと運動を加えた減量の変化比較
　Non Ex：減食1,000kcal/日のみの摂取の場合
　Ex：減食1,650kcal/日に運動を加えた場合
　「食事摂取基準（2020年版）」における18～29歳女性の参照体重による基礎代謝の目安は，1,110kcal/日であり，エネルギー必要量の代表値は，1,700～2,000kcal/日である。
　　　　　「鈴木 他：体育科学，31-38，1976」を参考に作成

ができなくなるということが挙げられる。細胞は，エネルギー供給が停止すると瞬時に死滅する。そのため，エネルギー摂取量が減少した場合，節約遺伝子のスイッチがONになり，細胞は活性を低下させるだけでなく，摂取したたんぱく質も筋組織構築に利用しないでエネルギー源として消費し，筋たんぱく質をも分解してエネルギー供給を確保する。これは，自動車の排気量と燃費の関係で理解できるであろう（図XI-10）。

　運動を行うことは，消費エネルギーを高めるだけでなく，筋肉に刺激を与え，筋肉量の減少を防ぐ効

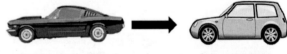

【3,000cc スポーツカー】　　　【660cc 軽自動車】
（燃費：約8 km/L）　　　　　（燃費：約30 km/L）
※ 筋肉に相当するエンジンの排気量を小さくすると燃費も下がる！
図XI-10　エネルギー消費節約と筋肉の関係（車でのたとえ）

果がある。すなわち，体は，使わないとそれに応じた反応をするが，運動を行うと，その運動に必要な筋肉を維持したり，もっと必要かもしれないと判断して筋肉量を増加したりするが，運動をしない（筋肉を使わない）と，

そこまで必要ないと判断して筋肉も分解されてしまう（廃用性萎縮）。これは，筋肉だけでなく骨も同じである。骨の合成を高めるには，十分にカルシウムを摂取することと運動によって骨に刺激を与えることであり，骨への刺激が多いと，その刺激に負けないようにするために骨を強くするが，刺激が少ないと合成は弱まり，かえって骨はもろくなる。従って，運動は必ず不可欠といえる。なお，図XI-11 は健康な女子大学生に食事内容を意識することなく，2週間の有酸素運動を実施させた前後での体格・体組成の変化を示している。

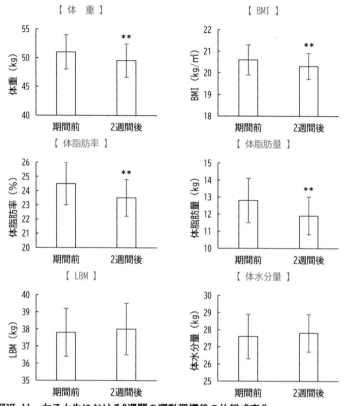

図XI-11　女子大生における2週間の運動習慣後の体組成変化
データは，平均値±SEM（n＝10）。
被験者は健康な女子短期大学生（19〜20歳）である。
母平均の差の検定は，対応のあるt-検定で行い，$p < 0.0$有意を「*」，$p < 0.01$で有意を「**」で表現した。

　このように，運動を行うことは，消費エネルギーを増やしてエネルギー収支のバランスをとるだけでなく，筋肉量の維持にとっても重要である。そして，より効果的に筋肉量を維持・増強するためや，エネルギー代謝を円滑に進めるためには，十分なエネルギー摂取に加えて，たんぱく質とビタミン，ミネラルなどの十分な摂取も不可欠である。

　このことは，スポーツ選手においても当然同様である。類似のことはすでに記したが，とくに摂取が少ないときの代謝反応として，体内代謝はエネルギー蓄積の方向に促進する。すなわち，日頃の摂取量が少ないため，効率よくエネルギーを蓄積するよう（脂肪合成）に代謝は変化している。また，筋肉を合成（筋たんぱく質の合成）するためにもエネルギーが不可欠であるが，エネルギーの摂取量が少ないと，体はエネルギー蓄積のために利用され，筋たんぱく合成に回すことができないため筋肉の再合成効率も低下することに加えて，状況によっては，筋たんぱく質がさらに分解されてしまう。通常，エネルギーの過剰摂取が体重増加につながることは広く知られているが，上記の理由により，エネルギー摂取量が少ない場合にも体脂肪率が高値を示すことがある（図XI-12）。

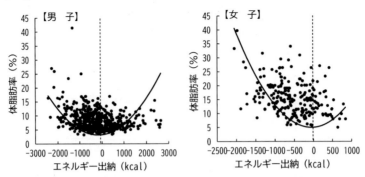

図XI-12　高校生スポーツ選手を中心としたエネルギー出納と体脂肪率

2000年度および2001年度の高校生を中心としたスポーツ選手（男子502名，女子227名）
　　［エネルギー出納］＝［摂取エネルギー量］－［消費エネルギー量］
　　摂取エネルギー量は"食物摂取頻度調査法"による食事調査から，消費エネルギー量
　は，習慣的な1週間の活動内容を聞き取り，強度別5段階に分類した生活活動調査からの推
　定である。

B．脂肪燃焼を助ける食品中の成分

【脂肪燃焼アミノ酸】リジン・プロリン・アラニン・アルギニン

　脂肪燃焼アミノ酸は，体内に入ると素早く吸収され，血液中に流れ込み，脂肪細胞に作用する脂肪分解酵素であるホルモン感受性リパーゼの活性を高め，脂肪酸を放出する。放出された脂肪酸は，筋肉に取り込まれて燃焼してエネルギーを発生させる。

　しかし，ここで重要なのが有酸素運動である（図XI-13）。脂肪を燃焼させるためには，必ず酸素を必要とする。先に記したように，脂肪燃焼アミノ酸は，体内の脂肪分解酵素である**ホルモン感受性リパーゼ**に作用して活性化して脂肪細胞に作用し，脂肪酸を血管へ放出させる。ここで有酸素運動を行うと，血中の遊離脂肪酸が筋肉へ取り込まれ，同時に取り込まれた酸素と結合して燃焼するが，運動を行わないと，筋肉への脂肪酸の取り込みが減少するだけでなく，脂肪酸を燃焼させるための酸素が不足し，脂肪酸は燃焼できない。その結果，利用されなかった脂肪酸は，脂肪細胞に取り込まれて中性脂肪の再合成に利用され，脂肪細胞内に蓄積されることになる。

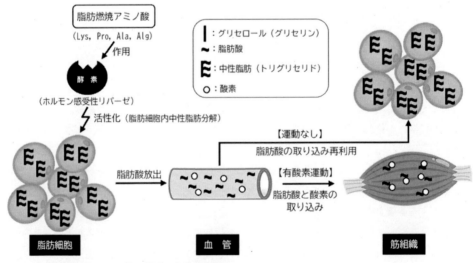

図XI-13　脂肪燃焼アミノ酸の効果と有酸素運動

脂肪燃焼をアミノ酸に限定したり，ホルモン感受性リパーゼの活性のみに限定したりすることには問題がある。脂肪燃焼には有酸素運動が必要なことに加えて，代謝反応の観点でもビタミンB群が必要となる。また，食事からの糖質・脂質摂取量も考慮する必要がある。さらに，体内で脂肪を燃焼させるためには，筋組織の細胞に取り込んだ脂肪酸をミトコンドリア内に入れる必要がある。しかし，脂肪酸はミトコンドリア内膜そのまま通過することはできず，**カルニチン**が必要である（脂肪酸のβ酸化を参照）。カルニチンは，リジン（脂肪燃焼アミノ酸）とメチオニンから合成される物質であり，脂肪酸と結合して，細胞内のミトコンドリアへ脂肪酸を取り込ませる。そこで，脂肪燃焼アミノ酸の活用のポイントをまとめると，表XI-5のようになる。

表XI-5　脂肪燃焼アミノ酸の活用ポイント

Point 1	：有酸素運動 脂肪燃焼アミノ酸を摂取しても，有酸素運動なしでは貯蔵脂肪から切り離された脂肪酸は再び貯蔵脂肪合成に利用される。
Point 2	：摂取のタイミング 空腹時に脂肪燃焼アミノ酸を摂取すると，体内に素早く吸収される。
Point 3	：ビタミンB群との併用 ビタミンB群が脂肪燃焼アミノ酸をバックアップするため，普段の食事から摂取しておくと，より脂肪が燃焼しやすい。
Point 4	：カルニチン 脂肪酸をミトコンドリア内に運ぶために必要なカルニチンは，肉類，貝類，イカ，タコなどに多く含まれる。

【茶カテキン】

カテキンは，茶ポリフェノール類の一種である。このカテキン類には，抗酸化作，血中コレステロール濃度上昇抑制または腸管からの吸収抑，抗癌作などが報告されていることに加えて，体重増加抑制や体脂肪低減作用など肥満予防・改善効果も報告されている。そして，この体脂肪低減効果の機能によって保健機能食品（特定保健用食品：特保）の表示許可を厚生労働省より受けた飲料も市販されている。

図XI-14 および図XI-15 は，健康な女子大学生に日々の生活活動や食事を変更することなく高濃度カテキン飲料を4週間毎日摂取させた結果であるが，図に示すように，体脂肪が減少し，とくに体幹部の体脂肪が減少している。このことからも，カテキンを摂取することでとくに体幹部の体脂肪が減少し，ひいてはメタボリックシンドロームの予防や改善に効果が期待できることがうかがえる。

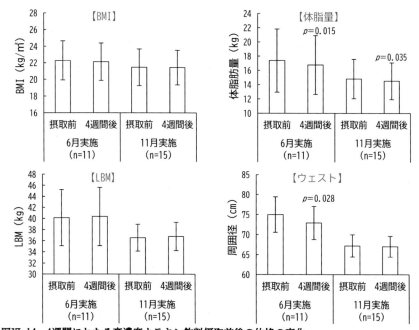

図XI-14　4週間にわたる高濃度カテキン飲料摂取前後の体格の変化
データは，平均値±標準偏差（n=11）。被験者は，健康な女子短期大学生。
摂取期間前後の有意差委の検定は，対応のあるt-検定。

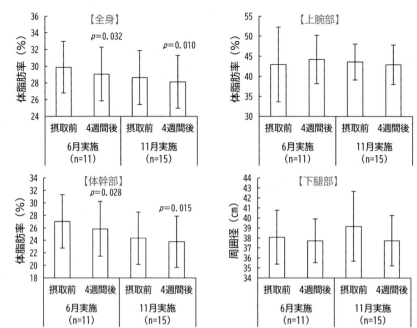

図XI-15　4週間にわたる高濃度カテキン飲料摂取前後の部位別体脂肪率の変化
データは，平均値±標準偏差（n＝11）。被験者は，健康な女子短期大学生。
摂取期間前後の有意差委の検定は，対応のあるt-検定。

　ただし，図の実験は，あくまでも効果の検証のためであり，被験者が必ずしもウエイトコントロールが必要な状態であったものではない。また，カテキン摂取の問題として，カテキンの過剰摂取により肝機能を損なう可能性を指摘する海外論文も多いことに注意は必要である。

【ヌクレオチド（核酸）の可能性】

　ヌクレオチド（核酸）は，遺伝情報物質として重要であり，細胞における様々なたんぱく質合成に関与しているといえる。体内で合成されるデノボ合成の他に，摂取された核酸塩基を利用するサルベージ合成がある。摂取された核酸塩基のうち，アデニンとグアニンはその構造中に**プリン体**を持つことから**プリン塩基**と呼ばれ，かつてはこのプリン体の代謝産物である**尿酸**をヒトでは代謝できないため，過剰に摂取することで**高尿酸血症**，ひいては**痛風**になると敬遠されていた。しかし，その後の研究により，アルコールの過剰摂取や，腎機能に特に問題がない場合には尿酸は排泄され，高尿酸血症にはなりにくいことが示された。さらに，このサルベージ合成の素材として，核酸塩基を摂取することで，免疫機能の増強，代謝促進，体たんぱく質合成の円滑化などが期待され，近年はサプリメントとしても市販されている。

　図XI-16は，黒麹菌によって核酸（RNA）を増幅した玄米発酵抽出物を若年女性に日々の生活活動や食事を変更することなく1日6gを4週間毎日摂取させた結果である。図に示す通り，玄米発酵抽出物摂取によって，全身および体幹部の体脂肪率が有意に減少している。ただし，この効果が増幅された核酸関連物質によるものであるかどうかは，この実験系では明らかにはならない。

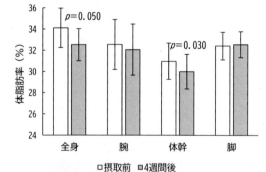

□摂取前　■4週間後
図XI-16　4週間の玄米発酵抽出物摂取による部位別体脂肪率の変化
データは，平均値±標準誤差（n＝28）。
被験者は，健康な女子大学生。
摂取前と4週間後の有意差の検定は，対応のあるt-検定。

XII. 朝食摂取の重要性

XII. 1 朝食摂取の役割と欠食問題

A. 朝食摂取状況（朝食欠食者の増加問題）

　朝食は，一日の基本であり，一日を始めるにあたって重要な役割を持っているという認識は広く一般の人々も持っていると思われる。しかし，国民健康・栄養調査の結果，図XII-1 に示すように，年々朝食欠食率が増加傾向にあり，平成 29 年度国民健康・栄養調査結果においては， 20〜29 歳における朝食欠食率（何も食べない）は，男性 18.3%，女性 14.1%と全年齢階級の中で最も効率であり，錠剤や菓子・果物などのみといった食事とは言い難い者も加えると，男性 30.6%，女性 23.6%と非常に多くの者が欠食している状況である。

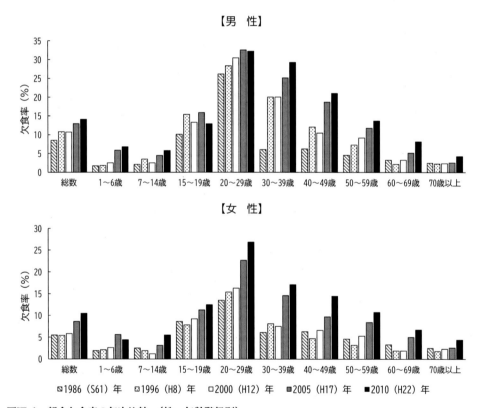

図XII-1　朝食欠食率の年次比較　（性・年齢階級別）

（国民健康・栄養調査結果より）

B. 朝食の代表的な役割

先に記したように，朝食は，一日の基本であることは周知のことであるが，栄養学的観点から朝食の役割をまとめると，表XII-1のようになる。とくに，前日の夕食から翌朝までは基本的に時間的間隔が最も長い。そのため，起床時の肝グリコーゲン量は極端に減少，場合によっては枯渇した状態である。血糖値も低下しているため，脳の最大のエネルギー源は，肝グリコーゲン分解によるグルコース供給であるが，このグルコース供給の低下によって，判断力や意欲の低下が懸念される。しかし，朝食を摂取することによって，脳へのグルコース供給は食事摂取に伴う血糖が利用できることから，脳の活性につながると言える（図XII-2）。また，後に記すが，運動前に筋グリコーゲン量が十分でない場合，疲労困憊までの時間が短くなる。したがって，一般の人はもちろんのこと，スポーツ選手においても，パフォーマンス能力を最大限に発揮するためにも朝食摂取は重要といえる。

また，先に記したように夕食摂取から朝食までの時間間隔は，日中の食事間隔に比べて長いことに加えて，睡眠による血圧や代謝の低下によって，体温低下をはじめとして様々な身体諸機能を低下させて，空腹状態に適応させていく。朝食を摂取することは，身体に新しい刺激を与えて低下した諸機能を目覚めさせるのに貢献する。また，食事摂取によって消化管が活動することに加え，吸収のためのエネルギー消費や，肝臓での代謝などによって体温が上昇する（図XII-3）。この体温上昇も睡眠状態にあった身体機能を目覚めさせることに貢献している。その一例として，研究デザインとしては不十分であるが，図XII-4に示すように，起床時と起床60分後の握力の上昇を朝食摂取の有無で比較した結果，朝食未摂取においても一応の握力値の上昇傾向が認められるものの起床直後と有意な差ではなかったが，朝食摂取時には起床直後に比べて起床60分後の握力値は有意な上昇がみられている。

表XII-1　朝食の役割の代表例

1. 朝食は，長時間の空腹状態に適応した人体の生理状態に新しい刺激をもたらす。
2. 身体リズムに深いかかわりを持つ内分泌系や自律神経系のリズム形成に影響する。
3. 食事誘発熱産生といった食事摂取に伴う不可避的発熱効果によって，体温はもちろんのこと，脳温の上昇にも貢献する。
4. 各栄養素の1日摂取充足率を確保することに貢献する。

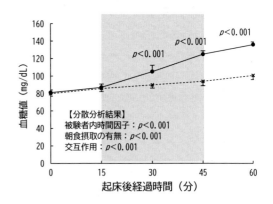

図XII-2　朝食摂取の有無と血糖値の変化

筆者調べ（未発表）。
データは，平均値±SD（若年女性　n＝6）。
同一被験者で"摂取"と"未摂取"の2回を実施した。なお，"摂取"は，起床15分後から食事（30分以内）を摂取した。
有意差の検定は，対応のある二元配置分散分析で行い，post-hoc多重比較検定は，ボンフェローニ法で行った。

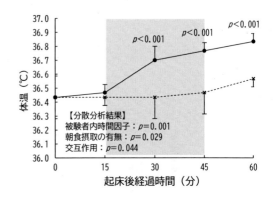

図XII-3　朝食摂取の有無と体温の変化

筆者調べ（未発表）。
データは，平均値±SD（小学校男児　n＝3）。
同一被験者で"摂取"と"未摂取"の2回を実施した。なお，"摂取"は，起床15分後から食事（30分以内）を摂取した。
有意差の検定は，対応のある二元配置分散分析で行い，post-hoc多重比較検定は，ボンフェローニ法で行った。

さらに，体温が上昇するということは，脳温の上昇もスムーズといえる。脳温が上昇することによって理解・思考力や情報処理能力，集中力の上昇などが見込まれる。図XII-5は，フリッカー値の測定結果の比較である。フリッカー値とは，接眼筒に両目をつけて奥を注視すると光が見える。この光を10〜60Hz までの周波数で継続さ

せて，その継続の速度を 2Hz/s ずつ速めると点滅が点灯として見えるようになり（上昇法），逆に速度を遅くしていくと点灯が点滅として見えるようになる（下降法）。この点滅として見えるか点灯として見えるかの境界における閾値をフリッカー値（ちらつき値）としてする。こうして得られたフリッカー値の低下は，覚醒水準の減衰に起因する知覚機能の低下を反映しており，とくに視覚系情報処理能力の減少を表現していると言えほか，中枢性疲労の判定や身体的・精神的疲労に用いられるものである。したがって，フリッカー値の増加は，集中力に置き換えて解釈することも可能である。この研究デザインもしっかりしたものではないが，図XII-5 に示す通り，握力値の変化と同様に未摂取時にフリッカー値の上昇（早い点滅速度を認識）傾向が認められるものの有意な上昇ではなかった。しかし，朝食摂取時では，起床直後から起床 60 分後でフリッカー値は有意に上昇した。このことから，朝食摂取によって知覚機能の上昇あるいは集中力の上昇が期待できると考えられる。

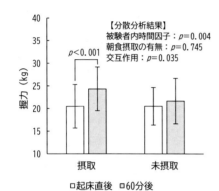

図XII-4　朝食摂取の有無と握力の変化
　筆者調べ（未発表）。
　データは，平均値±SD（小学校男児 n=3）。
　同一被験者で"摂取"と"未摂取"の2回を実施した。なお，"摂取"は，起床15分後から食事（30分以内）を摂取した。
　有意差の検定は，対応のある二元配置分散分析で行い，post-hoc多重比較検定は，ボンフェローニ法で行った。

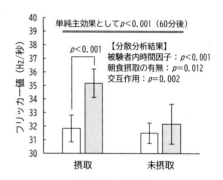

図XII-5　朝食摂取とフリッカー値の変化
　筆者調べ（未発表）。
　データは，平均値±SD（小学校男児 n=3）。
　同一被験者で"上昇法"と"下降法"で行い，その平均値をフリッカー値とした。なお，"摂取"は，起床15分後から食事（30分以内）を摂取した。
　有意差の検定は，対応のある二元配置分散分析で行い，post-hoc多重比較検定は，ボンフェローニ法で行った。

　さらに集中力の上昇は，単純計算作業の結果からも推定が可能である。図XII-6 は，単純計算作業として 50 問ずつの足し算と引き算で構成した百マス計算に要した時間と正解得点を朝食摂取の有無で比較した結果である。その結果，朝食未摂取時は，朝食摂取時に比べて計算に要した時間は有意に長かったものの得点は有意な低値を示している。このように，朝食摂取によって集中力や脳における判断力の上昇が期待できる。

　身体のリズムについて，我々が生活する環境は，春夏秋冬のような年間の周期，

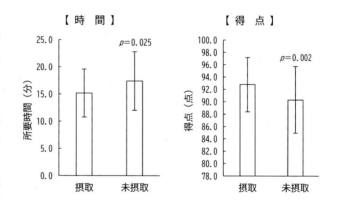

図XII-6　朝食摂取の有無による計算に要した時間と得点の比較
　データは，平均値±SD（若年女性 n=19）。
　被験者には，全く同じ難易度の100マス計算を，朝食を摂取した時と摂取しなかった時について，起床から試験開始までの間隔を揃えて実施させた。
　母平均の差の検定は，対応のあるt-検定で実施した。
「山内ら：食育学研究，Vol.2(1)，2007」より

月間の周期，昼夜の交代のような一日内での周期などがあり，これらの周期の影響を受けて，一定のリズムで日

常生活を営んでいる。とくに明暗周期によって，睡眠・覚醒のリズムが形成され，摂食のリズムをも形成することに深く関わっている。生体には，これらの周期に対応するためのシステム（**生体リズム**）が備わっており，個体レベルにおいても，臓器，組織ならびに酵素や代謝物質レベルにおいても観察されている（表XII-2）。このような各種の生体リズムに対応した生活リズム，とくに栄養面からの食生活リズムは，生理的・代謝的機能を効率よく機能させていくうえで極めて重要である。

表XII-2　生体リズムと代表的な影響を受ける生理反応

リズムの種類	影響を受ける生理反応
年内（季節）リズム	免疫力，体脂肪
月内リズム	性周期，肺活量
週内リズム	エネルギー収支，疲労感
日内（サーカディアン）リズム	体温，血圧，摂食，運動機能
90分（ウルトラディアン）リズム	睡眠（レム・ノンレム）リズム，集中力，空腹感

　これら生体リズムのうち最も基本となるのが**日内リズム**（**サーカディアンリズム，概日リズム**）であり，ヒトは**時計遺伝子**といわれる遺伝子群における転写・翻訳のフィードバック機構を形成して，ほぼ24時間の周期を形成して生理機能を調節している。このようにして，ヒトの日内リズムにおいては，循環器系は夕刻に，副腎機能や成長ホルモンは入眠後にピークとなるように，種々の生理機能や代謝物濃度が各々異なる時刻に高まり，摂取した栄養素を合理的に体内で利用しようとしている。

　日内リズムを支配する環境因子として，昼夜の明暗サイクルが重要である。この明暗サイクルによる日内リズムの形成には，脳において，視床下部に存在する視交叉上核の支配によって，脳内の中央で2つの大脳半球の間に位置する脳内での内分泌器である松果体における**メラトニン**の分泌変化が関与している。メラトニンは，明るくなると分泌量が減少し，暗くなると分泌量が増加することから睡眠（催眠）性の伝達物質とされている。なお，メラトニンのリズムとは逆に，糖質コルチコイドやセロトニンは明るくなると分泌量が増し，暗くなると減少する。しかし，摂食パターンによる制御も関与し，とくに栄養素の消化・吸収や酵素活性，ホルモン分泌などを介した代謝機能において重要である。例えば，通常，夜行性動物であるラットの場合，80%夜間に摂取する結果，

種々の代謝活性も夜間に高まる。図XII-7に示すように，通常の自由摂取では，夜間に消化酵素であるスクラーゼの活性が高まるが，明暗条件を変えずに，昼間に強制摂取をさせると，次第にスクラーゼ活性のピークが逆転する。同様の現象は，他の消化酵素だけでなく，アミノ酸やグルコースなどの能動輸送能力においても観察される。また，絶食しても2～3日間はリズムの存続がみられることなどから，一種の適応現象と考えられる。先に記したように，ほぼ24時間の周期で日内リズムは形成されているが，実際にはこの遺伝子レベルでの周期は24時間よりも長い周期を形成している。そのため，環境の変化や体内代謝産物濃度の変化等様々な要因によって日々リセットされていると考えられている。したがって，朝食摂取に伴う刺激はこの日内リズム形成にも重要といえる。

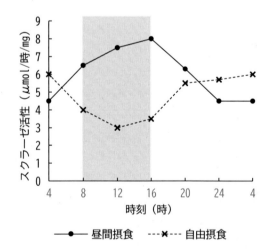

図XII-7　ラットにおけるスクラーゼ活性リズムの逆転
（斎藤ら）

昼間摂食群は，8:00～16:00にのみ飼料摂取。
（江指隆年ら編「ネオエスカ応用栄養学」同文書院より作成

　健康を維持・増進するためには，適切な栄養素を，適切な量と比率で摂取しなくてはならない。ヒトは，この栄養素を基本的には1日3回の食事で満たすことになる。1日3回食の場合，3回の食事を均等と仮定すると1回の食事で1日に摂取すべきエネルギーや栄養素量の約33％を摂取することになるが，1回欠食をすると1回あたりに摂取すべき量は50％となり，物理的に摂取すべき量を満たすことが困難となるだけでなく，3回でバランスを調整するところが2回で調整しなくてはならなくなる。図XII-8 および図XII-9 は，高校生を中心としたスポーツ選手での調査結果であるが，朝食摂取量が不十分であるほど栄養素の充足率が低く，活動に応じたエネルギー摂取もできていない。

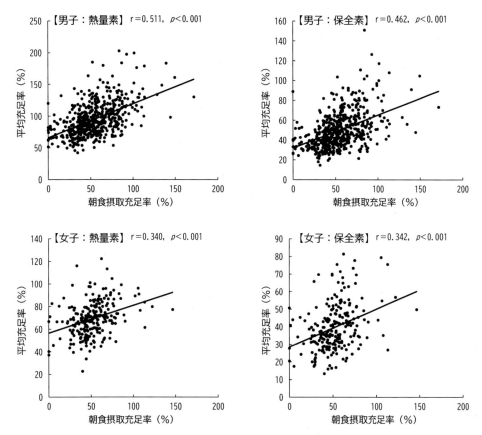

図XII-8　高校生を中心としたスポーツ選手における朝食摂取充足率と熱量素・保全素の平均充足率

　　男子502名，女子227名の高校生を中心としたスポーツ選手での調査結果（2000年・2001年　広島）。
　　朝食摂取充足率は，聞き取りによる1週間の生活活動調査から概算した個人の1日の消費エネルギー量の1/3を当面の摂取目標量とし，食事調査の解析による朝食摂取量から計算した。
　　栄養素摂取充足率算出のための各栄養素の摂取目標量は，某実業団陸上部の目標量を参考として，摂取エネルギー3,000kcalで作成した。そのため，通常に比べて，とくに保全素の目標量は高値に設定されている。

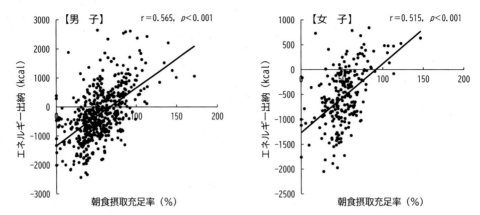

図XII-9　高校生を中心としたスポーツ選手における朝食摂取充足率とエネルギー出納の関係
男子502名，女子227名の高校生を中心としたスポーツ選手での調査結果（2000年・2001年　広島）。
朝食摂取充足率は，聞き取りによる1週間の生活活動調査から概算した個人の1日の消費エネルギー量の1/3を当面の
摂取目標量とし，食事調査の解析による朝食摂取量から計算した。
エネルギー出納（エネルギー収支）は，1日の総摂取エネルギー量から総消費エネルギー量を差し引いた値。

XII. 2　朝食摂取の重要性を示す実験・調査結果

A. 朝食欠食は太りやすい

　朝食を欠食する理由として，高い割合ではないが「太りたくない」「ダイエットのため」という理由が挙げられるケースがある。しかし，旧文部省の「日本人の体力・運動能力について」とした小・中・高等学校における調査の結果，男子において嘲笑欠食者の体重は，摂取している者に比べて高値であったことが報告されている。同様に，図XII-10 に示すように，高校生を中心としたスポーツ選手における調査の結果においても，朝食摂取充足率に対して BMI および体脂肪率は男女とも有意な負の相関関係を示している（朝食摂取が不十分で，昼食以後に偏っている選手ほど BMI および体脂肪率が高値を示す）。

　そのメカニズムにも日内周期（体内時計）の関与が考えられる。消化管運動や消化酵素の分泌と活性，および食後の代謝に関与するホルモン分泌などは，習慣的な食事のリズムを記憶し，次第に食事摂取のタイミングを予知して活性化される。この予知システムが形成されると，一時的に欠食したり食事摂取の時刻をずらしたりしても維持される。とくに消化酵素の分泌のリズムのピークは，夕方以降である。したがって，遅い時刻での夕食摂取でエネルギーや脂肪の多い食事に偏ると肥満になりやすいことが予想される。

　このメカニズムについて，2022 年 3 月に「British Journal of Nutrition」で名古屋大学大学院生命農学研究科の研究グループによって報告されている。この研究グループでは，摂取開始時刻をずらしてラットに高脂肪食を与えことで，朝食欠食が肝臓における代謝や体温，それぞれの生体リズムを刻む「肝臓時計」「体温時計」という体内時計に異常をもたらして体重が増えるメカニズムを既に解明している。これに加えて，この研究報告の実験では，マウスに通常の三大栄養素のエネルギー比率で配合された飼料を，「活動期に入ると飼料を与える群」と「4 時間遅らせて飼料をを与える群：に分けて，朝食欠食が筋肉に与える影響などを調べた。その結果，朝食欠食に相当するマウスでは脂肪組織の重量が増加し，体重も対照群より 6% 増加したものの，筋肉量は 6% 減少していた。また，肝臓や脂肪組織，筋肉の体内時計を生み出す遺伝子（**時計遺伝子**）のリズムを調べた結果，朝食欠食に相当するマウスでは各臓器の時計遺伝子のリズムのズレが認められ，これらの結果から，食欠食が各臓器の体内時計の異常をもたらして体重を増加させるだけでなく，筋肉量の減少をもたらすことも明らかにした。

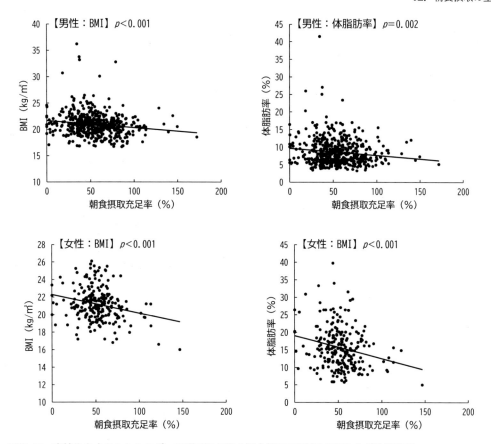

図XII-10　高校生を中心としたスポーツ選手における朝食摂取充足率とBMIおよび体脂肪率

　男子502名，女子227名の高校生を中心としたスポーツ選手での調査結果（2000年・2001年　広島）。
朝食摂取充足率は，聞き取りによる1週間の生活活動調査から概算した個人の1日の消費エネルギー量の1/3を当面の
摂取目標量とし，食事調査の解析による朝食摂取量から計算した。

　このように，朝食を規則的に食べることは，体内時計を正常化させて太りにくい体質を作り、生活習慣病の予防に重要であることを遺伝子レベルで明らかになりつつある。

B．朝食欠食と運動能力

　朝食を欠食すると，動的（短期的）影響の一例として，握力のような筋力やフリッカー値のような集中力あるいは視覚認識機能（動体視力等）が低下することを図XII-4およびXII-5ですでに示した。もちろん，これら動的影響によるものの可能性は否定できないが，ここでは中・長期的な影響としての調査報告結果について記す。

　スポーツ庁では，表XII-3に示すようなことを目的として，小学校5年生全員と中学校2年生全員における「全国体力・運動能力，運動習慣等調査」の結果を解析・公表している。

表XII-3　スポーツ庁「全国体力・運動能力，運動習慣等調査」の目的

① 国が全国的な子供の体力の状況を把握・分析することにより，子供の体力の向上に係る施策の成果と課題を検証し，その改善を図る。
② 各教育委員会が自らの子供の体力の向上に係る施策の成果と課題を把握し，その改善を図るとともに，子供の体力の向上に関する継続的な検証改善サイクルを確立する。
③ 各学校が各児童生徒の体力や運動習慣，生活習慣等を把握し，学校における体育・健康等に関する指導などの改善に役立てる。

この調査において実施される「新体力テスト」の合計得点と朝食摂取状況の関係として，毎日朝食をとる児童生徒ほど，新体力テストの得点が高い傾向にあることが示されている（図ⅩⅡ-11）。

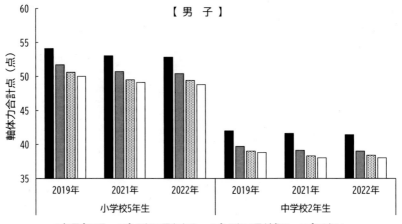

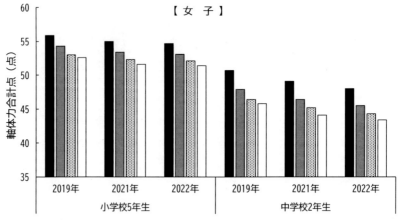

図ⅩⅡ-11　朝食の摂取状況と新体力テストの体力合計点との関係

スポーツ庁「全国体力・運動能力、運動習慣等調査結果（令和元年度，3年度，4年度）」より作成

また，類似のことは，高校生を中心としたスポーツ選手においてもみられている。図ⅩⅡ-12 に示すように，調査対象者の朝食摂取充足率で男女それぞれを四分位し，体力評定平均（性別・競技種目別に最大無酸素パワー，ATP/CP 系パワー，膝伸展・屈曲パワー，握力，背筋力，最大酸素摂取量を 5 段階評価した評点の平均値）を比較した結果，とくに男子において，朝食摂取充足率が高い群ほど有意な高値を示した。なお，女子において群間に有意な差は認められていないが，体力測定結果は，習慣的な朝食摂取状況のみではなく，体格・体組成やその日の体調などにも影響を受けることを考慮すると，男子と同様に朝食摂取充足率が低い群は，朝食摂取充足率が高い群に比べて体力評定平均値が低い傾向にあるといえる。

さらに，図ⅩⅡ-13 は，各群の人数差があり，かつ群によっては統計学的有効な人数ではないため正式には公表していない調査結果得あるが，プロサッカーチーム（J1）におけるトップ選手，ユース（育成）選手の朝食摂取状況を比較した結果，トップでの試合出場頻度が高い選手ほど朝食をしっかり摂取している。

このように，習慣的な朝食摂取状況は，少なからず体力や競技力に影響していることが考えられる。

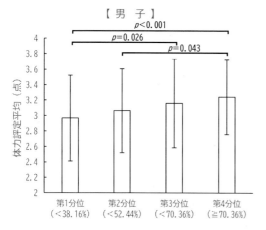
【男子】

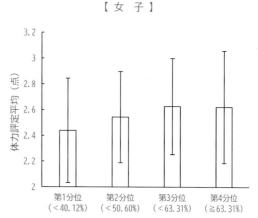
【女子】

図XII-12 高校生を中心としたスポーツ選手における朝食摂取充足率状況別の体力評定平均値の比較

　データは，平均値±標準偏差。調査は，2000年度・2001年度の広島県立総合体育館におけるパワーアップ事業で実施した。

　群分類は，朝食摂取充足率（総消費エネルギーの1/3を100％として）を四分位したものであり，群ラベルの（　）が四分位点である。

　体力評定平均値は，広島県立総合体育館によって性別・競技種目別に設定された最大無酸素パワー，ATP/CP系パワー，膝伸展・屈曲パワー，握力，背筋力，最大酸素摂取量の5段階評価の平均値である。

　各群の体力評定平均値は正規分布していると判断されたことから，群間の差の検定は一元配置分散分析およびTukeyの多重比較検定で行った。

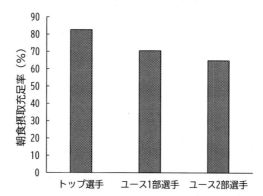

図XII-13 某J1リーグ選手およびその下部組織選手の朝食摂取状況の比較

　データは，平均値。

　トップ選手は，J1リーグレギュラー選手で寮生ではないが，育成段階選手の寮で食事を摂取している3名程度の選手。

　ユース1部選手は，高校卒業前後のユース選手で，トップの試合経験（ベンチメンバーを含む）のある5名程度の選手。

　ユース2部選手は，高校卒業前後のユース選手で，トップに合流経験のない選手。

　統計学的に有効な人数ではないため，有意差の検定は実施していない。（未公表データ）

C. 朝食欠食と学力

　朝食摂取の有無が計算力に影響することは図XII-6において既に示したが，習慣的な食事摂取状況はさまざまな学力にも影響する。図XII-14は，文部科学省によって実施される「全国学力・学習状況調査」の解析によって公表されている内容の1つであるが，図に示すように朝食欠食頻度が高い者ほど，いずれの教科において，正解率が低い傾向にある。このように，朝食を食べたり食べなかったりするのではなく，毎日摂取することが大切であることが示されている。

　なお，脳は，全身で使用されるエネルギーのうち18〜20％も消費しているとされている。すでに記してきたこ

XII. 朝食摂取の重要性

とであるが，脳の主なエネルギー源はグルコースであるが，睡眠中であっても脳は働き続けるということは，グルコースも利用し続けているということである。したがって，空腹状態が長く続いた朝の血糖値は低下しており，脳もエネルギー欠乏状態（空腹状態）であるため，その働きも十分に発揮することはできないため，とくに午前中の学習に影響を及ぼすことになる。

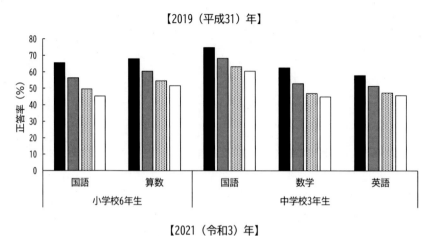

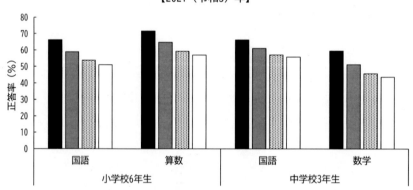

図XII-14　朝食摂取状況別の学力テストの正解率の比較

文部科学省「全国学力・学習状況調査　調査結果資料【全国版】」より作成

XⅢ　スポーツ選手のための実践的栄養学理論導入の基礎

XⅢ　1　スポーツ選手と生体リズム

　すでに触れてきたが，1日の中で身体機能はリズムを刻んでおり，機能によってピークを迎える時間時間帯は異なっている。表XⅢ-1 に示すように，筋力や肺活量などの運動機能は，夕方に最大となる。午前中に比べて午後の競技の方で記録が出やすいのは，この身体機能が昼から夕方にかけてピークを迎えることも関係していると考えられる。これらのことを考慮してトレーニングを行う刻やその内容を考えることが重要である。

表XⅢ-1　身体機能のリズムピーク

身体機能	ピークの時間帯
体　　温	14時頃
脳　　温	16時頃
計 算 速 度	14時頃
脈　　拍	昼頃
血　　圧	昼頃
筋　　力	夕方
肺 活 量	夕方
酸 素 消 費 量	夕方

「Next運動・スポーツ栄養学」（講談社）を
参考に作成

　ホルモン（内分泌系）のリズムの点でも考慮する必要がある。心機能亢進に深く関与するアドレナリンやノルアドレナリンは血糖値の上昇作用も有しており，空腹状態への適応によって低下した血糖値を上昇させるため，朝には分泌量が高まっている。狭心症や心筋梗塞の発症が午前中の時間帯に多いのは，そのためであると考えられている。また，アドレナリンやノルアドレナリンの分泌は，激しい運動では交感神経系の興奮によっても促進される。したがって，早朝に高強度のトレーニングを行うと，これらのホルモンの分泌量が過剰となり，心臓への負担が大きくなる。これらを考慮すると，身体機能が低下している早朝に高強度の運動やトレーニングを行うことには注意が必要である。

　高強度のトレーニングは骨格や骨格筋の構成に関与する成長ホルモンは，通常睡眠初期の深い眠り（ノンレム睡眠）時にピークを示す。また，成長期では，成長ホルモンの分泌ピークが数回出現するだけでなく，分泌量も増大し，睡眠時の分泌ピークが減少している成人に比べて筋たんぱく質の合成が顕著に促進されている。さらに，高度なトレーニングや空腹感でも成長ホルモンの分泌が促進されることが知られている。したがって，運動直後にはたんぱく質の豊富な食事を摂取して快眠することによって，運動中に少なからず分解された筋肉を速やかに修復し，合成を促すことが期待される。また，成長ホルモンには脂肪合成を抑制する作用があることから，高強度トレーニングによる分泌促進は，肥満防止とウエイトコントロールにも効果的と考えられる。

　そのうえで，高強度トレーニングが午前と午後のいずれが適しているかについて，高校生に 1,800m 走を朝と夕方に負荷して世超ホルモンの血中レベルを比較した結果を図XⅢ-1 に示している。図に示す通り，朝方運動後では血中成長ホルモン分泌の亢進はみられないが，夕方運動後には顕著に亢進されている。先に記したように，成長ホルモンは筋たんぱく質の合成を促進することから，運動実施前（約3時間前）に昼食として糖質を中心としつつ，ビタミン，ミネラル，たんぱく質を豊富に含んだ所持を摂取し，夕方に高強度トレーニングを行うことが体力づくりに効果的であると考えられる。

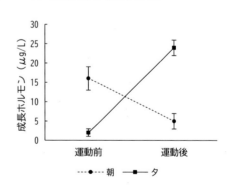

図XⅢ-1　運動時刻と血中成長ホルモン分泌量

「加藤秀夫ら：日本栄養・食糧学会誌，46，33-38（1990）」を
参考に作成

XⅢ　2　食事のタイミング

　トレーニング中は，筋運動のために必要なエネルギー供給の確保を目的として，筋たんぱく質の合成よりも分解の方が促進されるため，運動終了後には適切な栄養素を速やかに補給する必要がある。

　必須アミノ酸であるフェニルアラニンは芳香族アミノ酸であり，筋たんぱく質の構成アミノ酸としては利用されるがエネルギー代謝のために利用はされない。したがって，血中へのフェニルアラニンの放出は正味の筋たんぱく質の分解を意味し，逆に取り込みは筋たんぱく質の合成を意味する。図XⅢ-2 は，イヌを用いた実験であるが，運動を負荷した直後にアミノ酸とグルコースの混合液を持続的に投与した時には筋たんぱく質の合成が優位となる一方で，混合液を投与しない場合は筋たんぱく質の分解が持続され，運動負荷終了後2時間経過してから混合液を投与したとしても，運動直後投与に比べると低い傾向にあったことが報告されている。つまり，運動を終了してもすぐにはエネルギー消費が安静時レベルまでには低下しないため，その間も不足しているエネルギーを筋たんぱく質の分解で補っていることが考えられる。

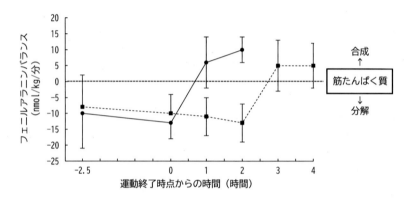

図XⅢ-2　イヌにおけるグルコース・アミノ酸混合液投与のタイミングと血中フェニルアラニンバランス
「K. Okamura *et al.*：*Am J Physool*, 272, E1023-1030 (1997)」を参考に作成

　また，時間をおいてたんぱく質のみを摂取しても，摂取したたんぱく質・アミノ酸は，筋たんぱく質合成の前に不足したエネルギーに利用されるために効率が下がることが推定されることから，トレーニング後にはできるだけ早く食事（糖質とたんぱく質）を摂取することが望ましいと考えられる。図XⅢ-3 は，ラットにおける骨格筋重量と脂肪組織重量を，継続して運動直後に食餌を摂取させた場合と運動4時間後に摂取させた場合で比較した結果である。その結果，運動直後に摂取した場合の方が，筋肉量は有意に増加し，脂肪組織重量は有意に低かったことも報告されている。このように，トレーニング後には速やかに食事を摂取することの継続が体組成の改善のためにも大切である。

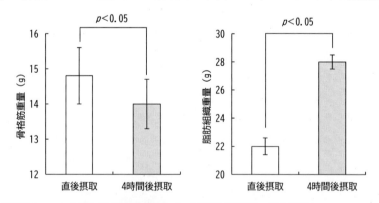

図XⅢ-3　ラットにおける運動直後あるいは運動4時間後の摂取習慣と骨格筋および脂肪組織重量
「M.Suzuki *et al.*：*Nutr Sci Vitaminol*, 45 (4), 401-409 (1999)」を参考に作成

XIII　3　持久力と筋グリコーゲン

A．筋グリコーゲン量に関する基礎理論

　図XIII-4やエネルギー代謝の項で記したように，短距離など強度の運動の場合は，糖質のエネルギー利用割合が高い。そして，エネルギー源としての糖質利用の点では，血糖だけでなく**グリコーゲン**も重要なエネルギー源である（図XIII-5）。持久的な有酸素運動の場合，次第に脂肪の燃焼割合が上昇するが，糖質のエネルギー利用がまったくなくなるわけではなく，脳など原則として血糖しかエネルギー利用できない組織への供給確保のために筋グリコーゲンも利用される。しかし，筋グリコーゲンが枯渇すると運動は持続できなくなるため，運動前に筋グリコーゲンの蓄積量が多いほど運動持続可能時間が長くなる（図XIII-6）。したがって，運動前の筋グリコーゲン蓄積量は持久力アップのカギになると言える。

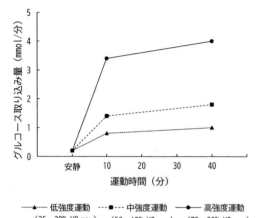

図XIII-4　脚筋に取り込まれる血糖と運動持続時間及び運動強度との関係
「McArdle *et al.* 編著：田口貞善ら監訳：運動生理学，杏林書院」を参考に作成

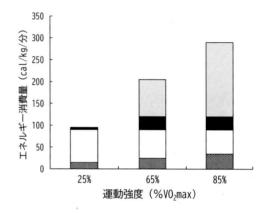

図XIII-5　運動強度と運動中のエネルギー源
「J. A. Romijn *et al.* : Am J Physiol, 265, E380-391 (1993)」を参考に作成

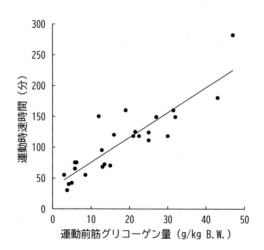

図XIII-6　運動前筋グリコーゲン量と持久力の関係
「J Bergström *et al.* : *Diet, muscle glycogen and physical performance*, Acta Physiol Scand, *71(2)*, *140-150 (1967)*」を参考に作成

　筋グリコーゲン量を増加させる方法として，まず基本となるのは，グリコーゲンの材料は糖質であるという点である。したがって，筋グリコーゲン量を増加させるためには，高糖質食（高炭水化物食）が望ましい（図XⅢ-7，図XⅢ-8）。

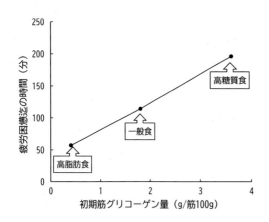

図XⅢ-7　大腿四頭筋グリコーゲン量と
**　　　　運動持続時間に及ぼす食事効果**
「McArdle *et al.* 編著：田口貞善ら監訳：運動生理学，杏林書院」を
参考に作成

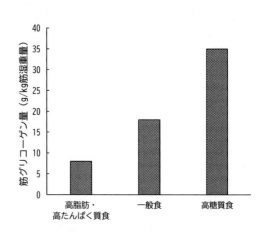

図XⅢ-8　食事組成と運動後筋グリコーゲン量の回復

B．グリコーゲンローディング

　マラソンやトライアスロンのように長時間継続する持久的運動競技では，競技開始時に最大グリコーゲン貯蔵量を確保するように調整する。その方法の基本形としては，現在主流となっている競技1週間前からトレーニング量を次第に減らすこの期間に，エネルギー比60～70％を糖質で摂取する方法である。その変法として，トレーニングと食事の低糖質の食事によってあらかじめ筋・肝グリコーゲン量を枯渇させてグリコーゲン合成酵素の活性を高めておいた後に糖質を多く摂取することで，グリコーゲン合成を増大させる方法がある（図XⅢ-9）。この原理は明確にはなっていないが，生体の適応性の関与が考えられる。生体は，その機能を利用しないと衰える（廃用性萎縮）が，利用すると維持・増強される性質にある。すなわち，運動によっ

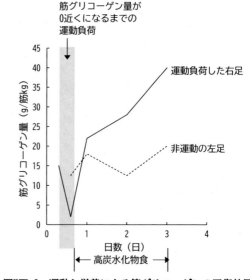

図XⅢ-9　運動と栄養による筋グリコーゲンの回復効果

て筋グリコーゲンを極度に減少させることによって，生体は急速に筋グリコーゲン量を回復させようとすることに加え，前回の蓄積量では不足かもしれないと判断し，前回以上に効率よく筋グリコーゲン量を蓄積しようとしていると考えられる。

　いずれにしても，この競技開始のスケジュールに合わせて筋グリコーゲン量を高める方法をグリコーゲンローディング（**カーボハイドレートローディング**）という（図XⅢ-10）。

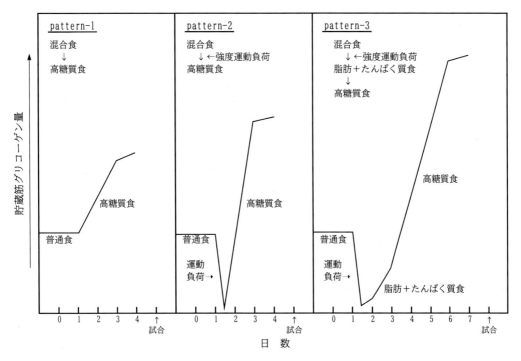

図XⅢ-10　グリコーゲンローディングの例
P Felig, J Wahren: Amino acid metabolism in exercising man, *J Clin Invest*, **50**(12), 2703-14 (1971)より作成

XⅢ　4　運動とたんぱく質・アミノ酸代謝

A. 運動時の筋たんぱく質の分解

　たんぱく質はエネルギー源としても利用が可能である。特に**分岐鎖アミノ酸**（**BCAA**：branched chain amino acids：**分枝アミノ酸**）であるバリン，ロイシン，イソロイシンは，肝臓で利用されないが，運動時には筋肉に取り込まれてエネルギー利用されるだけでなく，筋たんぱく質の合成を促進する。これに関連して，運動習慣のない健常成人男性8名を対象に，50%Max強度（中等度）の自転車こぎ運動を3セット・合計1時間の運動負荷中にBCAA含有飲料（BCAA 2000mg/ 500mL）または等カロリーのプラセボ飲料を摂取させる二重盲検クロスオーバー試験を実施した結果，運動中のBCAA含有飲料の摂取は，活動筋におけるBCAAの取り込みを増大し，中等度運動実施時の筋たんぱく質分解の抑制に有効であることが報告されている（図XⅢ-11）。また，BCAAのエネルギー利用は，運動時のエネルギー源としての糖質利用の節約となり，乳酸生成が抑制されることも期待できる（図XⅢ-12）。

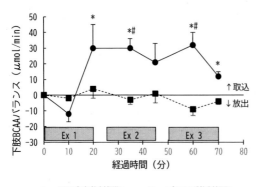
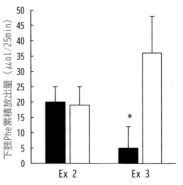

図XⅢ-11　運動による筋肉からのアラニン放出

データは，平均値±SEM（n＝8）
20分間の50%Max強度の自転車こぎ運動を5分間のインターバルを開けて3セット実施。
BCAA 2000mg飲料またはプラセボ飲料摂取は，それぞれの運動前。
＊：*p*＜0.05 vs. プラセボ飲料摂取　　＃：*p*＜0.05 vs. 0分

「Matsumoto K：Branched-chain amino acids and arginine supplementation attenuates skeletal muscle proteolysis
induced by moderate exercise in young individuals, *Int. J. Sports Med* 2007; **28**: 531-538」を参考に作成

B．アミノ酸のエネルギー利用の持久力への貢献

　たんぱく質・アミノ酸は，エネルギー源としてよりも体づくりに必要な栄養素ではあるが，運動種目，運動強度，持続時間，環境状況，経験の程度によって違いがあるものの，運動時には交感神経系およびアドレナリンやノルアドレナリンの作用によってアミノ酸の異化が亢進し，体たんぱく質の合成低下と分解上昇がみられる。しかし，たんぱく質・アミノ酸のエネルギー利用も運動継続に貢献する一面もある。例えば，運動時の糖質利用によって生じた乳酸が筋肉に蓄積されると運動を持続することができなくなる。しかし，BCAA のエネルギー利用は，運動時のエネルギー源としての糖質利用の節約につながり，乳酸生成が抑制されることも期待できる（図XⅢ-12）。

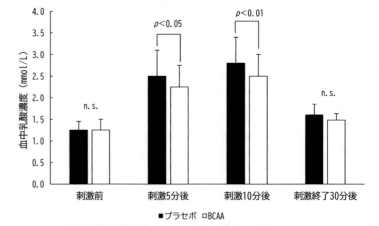

図XⅢ-12　骨格筋電気刺激運動による血中乳酸濃度の変化

データは，平均値±SD（n＝18）。
BCAA 4g（Leu：49.4%，Val：25.6%，Ile：25.0%）またはプラセボ（デンプン）摂取について二重盲検交叉試験で実施。
母平均の差の検定は，対応のあるt-検定。

「戎谷友希ら：徳島文理大学研究紀要，第96号（2018）」を参考に作成

　また，BCAA の代謝によって生じたアンモニアは，糖質のエネルギー利用によって生じた乳酸と結合して非必須アミノ酸であり糖原性アミノ酸であるアラニンを合成することが可能である。筋肉内で合成されたアラニンは，血中に放出され（図XⅢ-13），肝臓に運ばれた後，アミノ基転移によってピルビン酸となって糖新生系に入り，グルコースとなって筋肉で再利用が可能となる（図XⅢ-14）。これを**グルコース・アラニン回路**という。この結果，運動時の血糖維持とグリコーゲン節約につながり，運動持続可能時間の延長が期待できる。

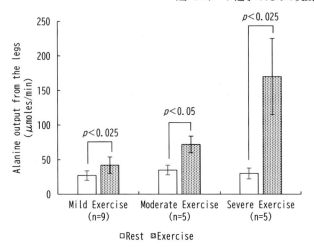

図XIII-13　運動による筋肉からのアラニン放出

P Felig, J Wahren: Amino acid metabolism in exercising man,
J Clin Invest, **50**(12), 2703-2714 (1971)より作成

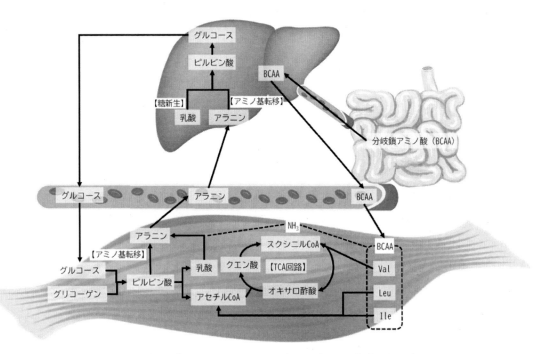

図XIII-14　分岐鎖アミノ酸（BCAA）とグルコース・アラニン回路およびコリ回路（乳酸処理）

XIV. スポーツ選手のシーズン計画と栄養管理の基礎

XIV. 1 スポーツ選手の年間計画

　多くの競技スポーツでは，大会や定例記録会のように年間スケジュールに沿って試合が主に行われるシーズンがある。そして，選手たちはそれらの試合で結果を挙げることを目標にして，日々トレーニングを行い，その能力を発揮できるようにコンディション調整を行っている。そして，試合のシーズンが終わると，シーズン中の疲労や故障からの回復のために休養期間をとり，翌年のシーズンに備える。このように，多くのスポーツでは，1年間を1クールのシーズンとしてとらえ，年間をトレーニング期，試合期，休養期に分けて計画を立てている。この周期を分かりやすく例えると，プロ野球では，1月の自主トレーニングから始まり，球団キャンプを経て3月末の開幕を迎え，ペナントレースが終了すると，春季キャンプに比べると規模が小さく年間の総まとめ的な秋季キャンプや休養期間となり（この間に契約更改やファンサービスなど），1年間が終了する。

　また，トレーニング期にトレーニングを行うのは当然であるが，試合期や休養期であってもそれなりのトレーニングは継続されている。生体には様々な外部刺激に対する適応能力が備わっており，トレーニングはこの適応能力を利用している。しかし，長期間にわたって高強度のトレーニングを継続すると，やがて適応の上積みが起こらない停滞（プラトー）状態に陥るだけでなく，場合によっては疲労の蓄積やオーバートレーニングによって，代謝系や神経系など生体機能に歪みを生じさせ，故障や疾患の危険性が高まる。したがって，継続的に体力を高め，かつ試合で高い能力を発揮するためには，年間各期の目的に応じたトレーニングスケジュールを立て，そのために必要な身体構築やコンディション調整のための計画的な栄養管理が不可欠となる。

XIV. 2 トレーニング（体づくり）期

A. 生体適応とトレーニング・栄養

　トレーニング期は，試合期で遺憾なく力を発揮するために基礎体力・競技体力を高めるためのトレーニングと身体作りが行われる時期である。したがって，1年の中で最も長時間が高強度のトレーニングに費やされることになる。一般にトレーニングによる身体の適応反応は，身体にとって過負荷（オーバーロード）をかけた後の休養にって超回復を促すことによって起こる。トレーニング期は，この原理を利用した筋力。持久力などの基礎体力の向上を主な目的としているが，この高強度のトレーニングを維持できるようにするために栄養摂取にも配慮

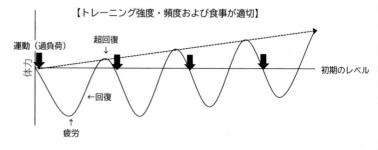

【トレーニング強度・頻度および食事が適切】

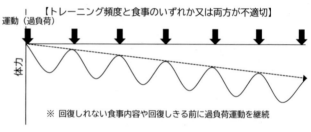

【トレーニング頻度と食事のいずれか又は両方が不適切】

※ 回復しれない食事内容や回復しきる前に過負荷運動を継続

図XIV-1　トレーニング強度・頻度および食事の生体適応の関係のイメージ

が必要であり，これを怠ると適応が起こらないだけでなく，疲労回復が不十分なままでオーバートレーニングに
よって故障や疾病を招くことになりかねない（図 XIV-1）。

とくに，体内で糖質はグリコーゲンや中性
脂肪に変換されて貯蔵されるが，グリコーゲ
ンとしての貯蔵量は中性脂肪に比べるとご
く少量である。筋グリコーゲン量が枯渇する
と，末梢性並びに中枢性疲労につながり，高
強度のトレーニングを維持することが困難
となる（（図XⅢ-6，図XⅢ-7 参照）。また，運動
中の単位時間当たりの筋グリコーゲン消費
量は，運動強度に依存して増加する（図 XIV-
2）。したがって，トレーニングによって消費
したグリコーゲンを速やかに回復させて翌
日の練習に備えることが望ましいといえる。

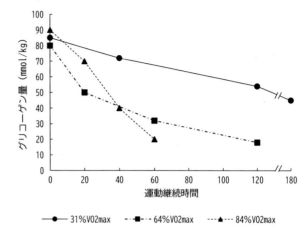

図XIV-2　サイクリング運動による筋グリコーゲン量の減少
「P.D.Gollnick *et al.*, *J Physiol*, **241**, 45-57, 1974」を参考に作成

なお，筋グリコーゲン貯蔵量の回復・維持
は，食事における糖質摂取量の確保が重要である（図XⅢ-8 参照）。そこで，運動強度や時間に応じて表 XIV-1 に示
すような量を目安として糖質を摂取することが望ましい。

表XIV-1　糖質摂取量の目安

	状　　況	糖質摂取量の目安
【1日あたりの糖質摂取量（補給，回復の目安）】		
軽度	低強度運動・技術練習	3〜5g/kg体重/日
中強度	中強度運動（1時間/日以内）	5〜7g/kg体重/日
高強度	持久系運動（1〜3時間/日程度の中〜高強度運動）	6〜10g/kg体重/日
超高強度	持久系運動（4〜5時間/日以上の中〜高強度運動）	8〜12g/kg体重/日
【急速エネルギー補給（試合や重要なトレーニング期における糖質摂取量の目安）】		
通常のエネルギー補給	90分未満の試合の準備	通常摂取量として 7〜12g/kg体重/24時間
グリコーゲンローディング	90分以上（持久系運動や間欠的運動）の試合の準備	36〜48時間かけて 10〜12g/kg体重/24時間
急速回復	次の試合までの回復時間が8時間未満の場合	試合後から4時間までの間に 1.0〜1.2g/kg体重/時間
試合・練習前の補給	運動開始まで60分以上ある場合	運動の1〜4時間前までに 1〜4g/体重kg
インターバルを含む持久運動中の補給	1時間〜2.5時間の持久系運動	30〜60g/時間
超持久的運動時の補給	2.5〜3.0時間継続される超持久系運動	90g/時間以上

「L.M.Burke *et al.*, *J Sports Sci.*, **29** (S1), S17-S27, 2011」を参考に作成

また，減少したグリコーゲン量の回復のためには，運動後の食事における糖質摂取に加えて，そのタイミング
に留意することも効果的である。運動直後はグリコーゲン合成酵素の活性が高まっているため，速やかな糖質摂
取で効率よくグリコーゲン貯蔵量の回復が期待できる（図 XIV-3）。さらに，糖質の単独摂取よりもたんぱく質と食

べ合わせると，よりグリコーゲンの回復が速まることも報告されている（図XIV-4）。このように，筋グリコーゲン貯蔵量の回復には糖質摂取が重要であるが，その一方でグリコーゲン貯蔵量は筋肉量に依存し，際限なく貯蔵することはできないことに加えて，過剰な糖質は脂肪変換も高まることから注意が必要である。

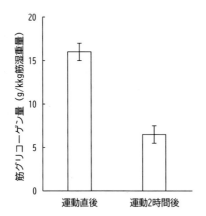

図XIV-3　筋グリコーゲン回復と糖質摂取のタイミング
「J.L. *et al.*, *J Appl Physiol.*, **64**, 1480-1485, 1988」を参考に作成

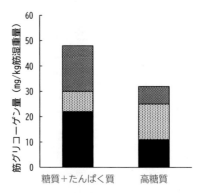

図XIV-4　運動直後と2時間後の栄養素摂取と筋グリコーゲン回復
「J.L. *et al.*, *J Appl Physiol.*, **93**, 1337-1344, 2002」を参考に作成

B. 筋肉づくり

　筋力は，原則として筋肉量に依存する。したがって，筋力向上のためには，たんぱく質合成を促進して筋線維を肥大させることが必要となる。抵抗負荷をかける**レジスタンス運動**は，筋肥大を促すトレーニング法であるが，その効果を発揮させるためには，筋たんぱく質の材料であるたんぱく質・アミノ酸を十分に摂取して窒素出納を正にしておく必要がある。

　運動選手におけるたんぱく質の推定平均必要量は，運動の内容によって異なる（表XIV-2）ことから，少なくとも持久系運動と瞬発系運動に分けて考えるべきである。2000年のアメリカスポーツ医学会/アメリカ栄養士協会/カナが栄養士会（ACSM/ADA/DC）共同声明アメリカスポーツ医学会（2009年）では，活動的な人ほど**たんぱく質推奨量**は高く，持久系運動選手は1.2〜1.4g/体重kg/日，瞬発系運動選手は1.6〜1.7g/体重kg/日が必要であると提唱している。また，その後（2009年）アメリカスポーツ医学会では，エ

表XIV-2　運動選手のたんぱく質の推定平均必要量

運動の内容	たんぱく質推定平均必要量 （g/体重kg/日）
積極的に運動をしていない人	0.8〜1.0
余暇レベルの持久系運動[1]	0.8〜1.0
中強度持久系運動[2]	1.2
一流の持久系運動選手	1.6
フットボール選手	1.4〜1.7
瞬発系運動（安定期）	1.0〜1.2
瞬発系運動（トレーニング初期）	1.5〜1.7

[1]　55%VO$_2$maxの運動を30分間，1週間に4〜5日
[2]　45〜60分の運動を1週間に4〜5日

「L.M.Burke and V.Deakin eds, *Clinical Sport Nutrition*, Mc-Graw-Hill, p.109, 2002」を参考に作成

ネルギー摂取量が満たされていることを前提として，1日あたりのたんぱく質必要量を，持久系運動選手では1.2〜1.4g/体重，より筋肉量を必要とする瞬発系運動選手では1.2〜1.7g/体重kgとしている。動物実験や筋組織を用いた実験結果を踏まえて，たんぱく質サプリメントの販売サイト等では，体重1kgあたり2g程度のたんぱく質が必要とうたっているケースも見られる。しかし，2022年に発表された（Sports Medicine - Open, vol. 8, Article number: 110 ,2022)メタ分析の結果，体重1キログラムあたり、少なくとも1.5gのたんぱく質を毎日摂取することで，筋力が最大限に増強する可能性があるとしている。運動する学生の多くは，過剰にたんぱく質

を摂取している傾向にある。筋たんぱく質合成に見合わないたんぱく質の過剰摂取では，余剰分のたんぱく質を分解してしまう。また，たんぱく質を積極的に摂取する一方で，糖質や脂質の摂取が少ないと，摂取したたんぱく質を筋たんぱく質合成の前に細胞の生命活動維持のためのエネルギー源として利用する。その結果発生するアンモニア処理や尿素排泄のために肝臓や腎臓に負担をかけ，かえって疲労感を増強したりしてしまうなどの弊害を招く危険性がある。したがって，エネルギー消費量に見合ったエネルギー摂取量であれば，総エネルギー摂取量の 13〜20%エネルギーをたんぱく質として摂取することで，高価なたんぱく質サプリメントやアミノ酸サプリメントを日常的に摂取する必要はない。

　また，運動直後は成長ホルモン分泌の高まりもあり（図 XIV-5，図 XIV-6），筋たんぱく質合成が活発になる。したがって，このタイミングに合わせたタンパク質摂取が効果的といえる（図 XIV-7）。さらに，インスリンは細胞へのグルコース（血糖）だけでなくアミノ酸の取り込みも促進し，たんぱく質合成を高めることから，たんぱく質単独ではなく，ある程度の糖質と食べ合わせることも摂取たんぱく質のエネルギー利用の抑制だけでなく筋肉づくりにも効果的と考えられる（図 XIV-8）。このように，効果的に筋肉量を増加させるためには，食事の質や量，そしてタイミングなどを考慮することが大切である。

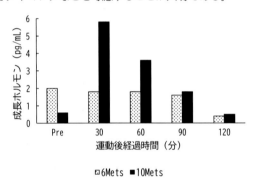

図XIV-5　トレッドミル運動による強度と血中成長ホルモン濃度の経時変化
「宇都宮由依子，橋田　誠一：徳島文理大学研究紀要, **96**, 118-122, 2018」を参考に作成

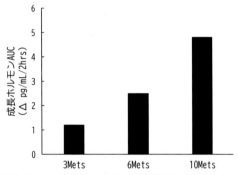

図XIV-6　トレッドミル運動による強度と血中成長ホルモンのAUC比較
「宇都宮由依子，橋田　誠一：徳島文理大学研究紀要, **96**, 118-122, 2018」を参考に作成

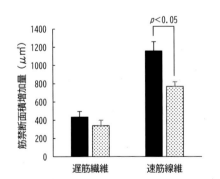

図XIV-7　たんぱく質摂取のタイミングと骨格筋重量の増加
「P.J.Cribb *et al.*, *Med Sci Spoets Exerc.*, **38**, 1918-1925, 2006」を参考に作成

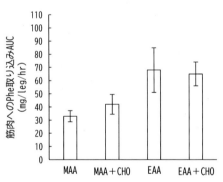

図XIV-8　アミノ酸飲料摂取後1時間の筋肉へのフェニルアラニン取り込みAUC

データは，平均値±SEM。
MAA：アミノ酸混合液6g（n=7）
MAA＋CHO：MAAと炭水化物35g（n=7）
EAA：必須アミノ酸混合液6g（n=6）
EAA＋CHO：EAAと炭水化物35g（n=6）

「E.Borsheim *et al.*, *Am J Physiol Endocrinol Metab.*, **283**, E648-E657, 2002」を参考に作成

XIV. 3　シーズン中（試合期）

トレーニング期につくった体と能力を試合で遺憾なく発揮するためには，故障や疾病がないことはもちろん，心身ともに高いパフォーマンスを発揮できるようなコンディションに調整する必要がある。そのためには，コンディション調整を試合当日に合わせることができるように，練習内容（強度や種類），肉体のケアとともに得よう摂取にも留意しなくてはならない。また，試合中においても，脱水や疲労を防ぎ，パフォーマンスをを維持できるように水分や栄養素（ごく短期間では試合中のエネルギーを含む）の補給計画（内容やタイミング）を立てて準備しておくことが大切である。とくに，筋グリコーゲン量の枯渇や血糖の低下，脱水を防ぐためには，水分や糖質，そして代謝に必要な微量栄養素の摂取に配慮を要する。

A. 試合前調整期の栄養管理

　骨格筋や肝臓にグリコーゲンが十分に貯蔵された状態で試合当日を迎えることは，持久力はもちろんのこと集中力の維持につながる。グリコーゲン貯蔵量は，食事量の減少や身体活動によって低下するが，糖質の摂取で回復される。また，枯渇した時にはその回復のためにグリコーゲン合成酵素の活性が高まることから，試合の日程に合わせて事前に平常時よりも糖質を多めに摂取してグリコーゲン貯蔵量を増加させると有利になる。この方法として，**グリコーゲンローディング**が用いられる（図 XIV-9）。

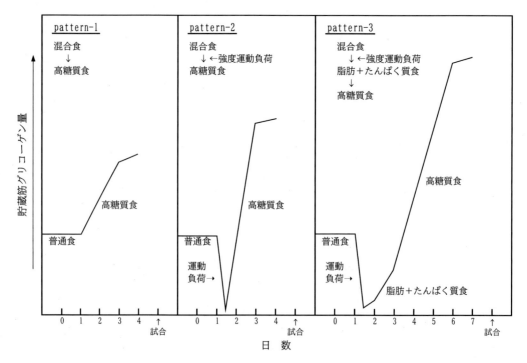

図XIV-9　グリコーゲンローディングの例（図XⅢ-10再掲）
P Felig, J Wahren: Amino acid metabolism in exercising man, *J Clin Invest*, **50**(12), 2703-14 (1971) より作成

　この糖質摂取に合わせてクエン酸や酢酸（柑橘類や食酢）などを摂取するとグリコーゲン量の蓄積が早まるとされる。ただし，グリコーゲン量の回復率は，身体特性や体調によって異なり，とくに短期間でのグリコーゲン量を増減させる調整方法は身体への負担も大きい。また，ベストパフォーマンスの発揮が可能な体重を維持するためにエネルギーの摂取と消費量のバランスに配慮しながら試合当日のタイミングに合わせることもなかなか難

しい。そこで，極端な糖質摂取量の制限を行わず，2 週間以上の期間をかけて徐々に糖質摂取量を増やす方法もある。

　糖質摂取に伴う血糖値の上昇とそれに続くインスリン分泌によってグリコーゲン合成酵素の活性が高まるが，食後血糖値の上昇の仕方やグリコーゲン蓄積量は，食品の消化・吸収速度に大きな影響を受ける。食品中に含まれる糖質量を同じとした場合の血糖値の上昇速度を数値化したものとして**グリセミックインデックス（Glysemic Index：GI 値）**があり，一般にグルコース経口負荷時の血糖値上昇曲線下面積（iAUC）を 100 として，それに対する相対値で表される（ただし，実際には食品の種類によって 1 回あたりの通常摂取量が異なるため，実態にそぐわない場合がある）。**高 GI 食品**と**低 GI 食品**での血糖値の上昇を比較すると，高 GI 食品では血糖値の上昇速度が速く，インスリン分泌量も増加する（図 XIV-10）。

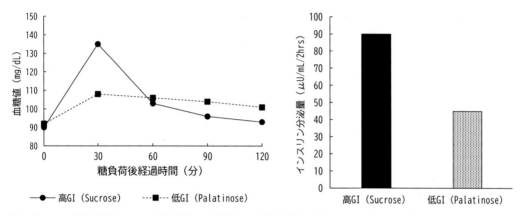

図XIV-10　経口糖負荷試験による高GI糖液と低GI糖液の血糖値経時変化とインスリン分泌量の比較
高GI（Sucrose）　：グルコースとフルクトースがα1,2-グリコシド結合した2糖類（砂糖の主原料）
低GI（Palatinose）：グルコースとフルクトースがα1,6-グリコシド結合した2糖類（はちみつ等に含まれる）
「K.Kawai *et al.*, *Horm Metab Res.*, **21**, 338-340, 1989」を参考に作成

　高 GI 食品は，血糖値の上昇が速く，インスリン分泌も多いことから，運動直後の筋グリコーゲン量の回復効率が良い。しかし，運動終了から時間間隔が開き，その後もとくに運動を行わない場合，エネルギー消費が低いため，インスリン作用によってグルコースの脂肪変換も進むことになる。したがって，一定の血糖を長時間にわたって維持することを目的とする場合には，低 GI 食品の方が推奨される。なお，先に記した通り，GI 値は 1 回の通常摂取量で示したものではない。そこで，1 回あたりの摂取量を考慮してその時の血糖値の上昇速度を数値化した**グリセミッククロード（GL 値）**がある。これは，GI 値にその食品の標準摂取量当たりに含まれる糖質量（g）を乗じて 100 で割ったものであり，1 食分の値に変換されているため，実際の

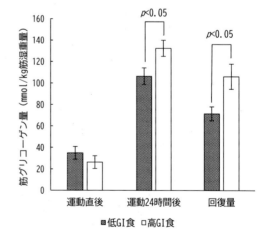

図XIV-11　グリセミックインデックスの違いと筋グリコーゲン量の回復
データは，平均値±SEM（n＝5）
「L.M.Burke *et al.*, *J Appl Physiol*, **75**, 1019-1023, 1993」を参考に作成

食生活において活用しやすい。この場合，例えば，表 XIV-3 に示すように GI 値を 70 以上（高 GI）56～69（中 GI），55 以下（低 GI）とし，GL 値 20 以上を高 GL とした場合，餅は高 GI（GI 値＝78）であるのに対して GL 値では低 GL（GL 値＝17）とされるが，うどんは中 GI（GI 値＝62）に対して GL 値では高 GL（GL 値＝30）となる。

**表XIV-3　グリセミックインデックス（GI値）と
グリセミックロード（GL値）**

食品	GI値※	1食目安重量	1食糖質量	GL値#
【穀類・いも類】				
コーンフレーク	80 (H)	30 (g)	26 (g)	21 (H)
餅	78 (H)	25 (g)	21 (g)	16
フライドポテト	75 (H)	150 (g)	29 (g)	22 (H)
クロワッサン	67 (M)	57 (g)	26 (g)	17
うどん	62 (M)	180 (g)	48 (g)	30 (H)
スイートポテト	61 (M)	150 (g)	28 (g)	17
米飯	48 (L)	150 (g)	38 (g)	18
スパゲティ	44 (L)	180 (g)	48 (g)	21 (H)
オールブラン	42 (L)	30 (g)	23 (g)	10
【果実類】				
パイナップル	59 (M)	120 (g)	13 (g)	8
バナナ	52 (L)	120 (g)	24 (g)	12
オレンジ	42 (L)	120 (g)	11 (g)	5
りんご	38 (L)	120 (g)	15 (g)	6
【飲料】				
スポーツドリンク	78 (H)	250 (mL)	15 (g)	12
コーラ	58 (M)	250 (mL)	26 (g)	15
オレンジジュース	50 (L)	250 (mL)	26 (g)	13
りんごジュース	40 (L)	250 (mL)	29 (g)	12
トマトジュース	38 (L)	250 (mL)	9 (g)	3

※(H)：高GI（70以上），(M)：中GI（56〜69），(L)：低GI（55以下）
※(H)：高GL（20以上）

「K.Foster-Powell *et al.*, *Am J Clin Nutr.*, **76**, 5-56, 2002」および
「中村亜紀ら 編：栄養科学シリーズNEXT　運動・スポーツ栄養学　第4版，
講談社」を参考に一部改変作成

B．試合当日・直前の栄養管理

　試合が近づくと精神的緊張によって消化吸収機能が低下する場合があるため，過食はもちろんのこと，難消化性成分の摂取にも注意が必要である。また，食欲低下によって血糖値やグリコーゲン貯蔵量低下も起こりやすいことから，嗜好性も考慮しつつ消化に良い糖質主体の食事が望まれる。

　食物の消化吸収のために消化器系の働きが活発になり全身に栄養素が運搬されるまでには一定の時間を要する。また，食後血糖値の上昇によってインスリン分泌が高まることによって貯蔵脂肪分解・血中遊離脂肪酸濃度が低下し，有酸素的エネルギー産生のための代謝が損なわれる可能性がある。この時間を考慮すると，試合当日の食事は，少なくとも試合開始の2時間前には済ませ，消化吸収も落ち着いて血糖値が安定した状態で試合に臨むことが好ましい。このとき，食中毒など不測の事態を避けるために衛生面に留意して生ものの摂取を控え，できるだけ慣れ親しんだ食品や食事形態で糖質や微量栄養素，とくにエネルギー代謝に不可欠なビタミンB群を含んだ消化の良い食品摂取を心掛ける。

C．試合中の栄養管理

　試合中は，筋運動に伴う体温上昇による熱中症に注意が必要である。環境（気温・室温・湿度・風量・換気性など）を考慮しつつ発汗量に応じた水分補給が大切である。とくに多量の発汗によって体液量の減少や体液浸透圧の上昇が生じると熱中症リスクが高くなる。とくに長時間にわたる運動や暑熱環境下での運動の際には，体液恒常性維持のために，適切な水分補給が必要である。摂取する水分の内容としては，発汗によって減少した水分とナトリウムの補給が必要であることから，0.1〜0.2%の食塩を含んだ経口補水液が望ましいが，摂取タイミング（可能であれば10〜15分間隔）や1回摂取量（100〜200mL）の配慮も大切である。

　また，とくに運動が長時間にわたる場合には，エネルギー源である血糖値の低下を防ぐために，糖質の補給も考慮する。しかし，多量の糖質，とくに小糖類を摂取すると急激な血糖上昇を招き，一時的に高インスリン状態

となるが，このインスリン作用に加えて筋収縮に伴う血糖取込作用の相乗効果によって血糖値の急低下といった血糖値が不安定なインスリンスパイク状態となる。糖尿病の場合，こうした血糖値の乱高下は血管にダメージを与え，動脈硬化，ひいては心筋梗塞や脳卒中による突然死のリスクが高くなると考えられている。また，摂取した飲料の浸透圧が高くなると，水分吸収が損なわれるだけでなく腸管腔内の水分が増加し，運動中の腹痛や極端な場合に高浸透圧性の下痢を起こすなどの障害が発生する。そのため，血糖値を安定させ，消化器系への負担も小さい軽食（1 日に競技が数回行われる場合）や飲料に留めるべきである。とくに飲料の場合は，浸透圧も考慮（糖質のみの場合であれば 5%以下）したものが良い。なお，近年の多くのスポーツドリンクは，ナトリウムに加えてエネルギー補給として少量のグルコースやフルクトースが含有されており，血糖維持に適しているだけでなくエネルギー源・乳酸処理促進・糖新生を通じた血糖維持を目的として BCAA が添加されたものものある。

D. 試合後の栄養管理

　強度が比較的高い運動を長時間にわたって継続するマラソンやサッカー，ラグビー，バスケットボールなどでは，競技によって貯蔵グリコーゲンの大部分が使い果たされる。また，試合では体力を使い果たし，試合後には心身ともに疲弊しているが，この疲弊が蓄積されると，心肺機能の疲労や免疫能の低下，自律神経のバランスの乱れなどの症状をきたすことことがある。この疲労状態から速やかに回復させるためには，適切なクールダウン，ストレッチやマッサージなどの身体的ケアや休養に努めるとともに，糖質，ビタミン，ミネラル，水分を摂取を通じて失われたグリコーゲンや体液の回復も重要である。

　また，競技種目によっては数か月にわたって頻繁に試合が開催されるものもある。このような協議の場合は，トレーニング期や試合前の調整期の栄養管理に準じてグリコーゲンの回復・貯蔵を促すことが望ましい。

D. 競技特性と栄養管理としての糖質

　糖質と脂質が身体活動における主たるエネルギー源である。安静時から低強度運動の場合，この両者の利用割合は概ね同じであるが，運動強度に依存して糖質の利用割合が上昇する（図 XIV-12）。この運動強度の上昇と糖質利用割合の上昇に伴って血中の乳酸値も急上昇に転じる（図 XIV-13）。この時の運動強度を乳酸閾値という。したがって，運動強度が高い競技種目では，試合中のための糖質の摂取エネルギー比率を重要視する。

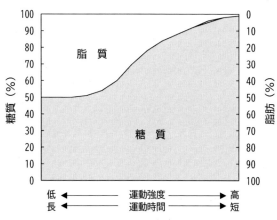

図XIV-12　運動の強度・時間と糖質および脂質の
　　　　　燃焼割合（図IX-8再掲）

「Fox：Sports Physiology W.B.Saunders Co., 1979, p.36」を
参考に作成

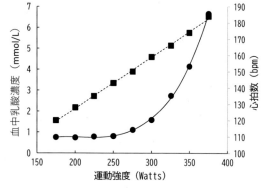

図XIV-13　プロの自転車選手における運動強度と
　　　　　血中乳酸濃度および心拍数の変化

「Developing endurance. National Strength and
Conditioning Association (NSCA) ;Ben Reuter, editor.
Human Kinetics. 2012. Figure 2.3 Lactate Profile of
professional cyclist.」を参考に作成

XIV. 4　シーズンオフ（休養期）

　シーズン中に酷使した心身の疲労を取り除くとともに，次のシーズンに移行するための準備を行う。長期間にわたって身体機能を高めるためには，このシーズンオフの休養期を活用して心身のストレスを除去し，運動機能に故障がある場合はそれらの回復に努めてオーバートレーニングに陥ることを未然に防ぐことが大切である。したがって，この時期のトレーニングとしては，1週間単位の完全オフ（無負荷）を織り交ぜながら，ストレッチや体操で柔軟性を高めるとともに，持久力や筋力維持を目的としたジョギングや低強度レジスタンス運動，レクリエーション活動などを取り入れて基礎体力の過度な低下が起こらないように努める。休養期の終盤になってから少しずつ運動量と質を高めて徐々に身体を馴化させる。これらによって，次のシーズンのトレーニング期における質の高いトレーニングメニューをこなすことができるようになり，効率よく適応を得ることが期待できる。

　この休養期の各目的に応じた食事摂取も大切である。とくに注意が必要なのはエネルギー摂取量である。この時期は身体活動量が低下するため，トレーニング期や試合期と食事量が同じであると相対的にエネルギー出納が正になることで体脂肪が増加しやすくなり，過体重を招く場合がある。また，たんぱく質の摂取量においても，トレーニングの減少によって体たんぱく質の合成効率が高まっていないため，トレーニング期と同等に摂取する必要はない。しかし，心身の休養や回復のため，エネルギー摂取量やPFC比に留意しながら，ビタミン類やミネラルなどを十分に摂取することが望まれる。

XV. 1 瞬発系競技

A. 瞬発系競技における栄養管理の基本

　骨格筋の最大パワーを瞬時に発揮する短距離走や投擲競技，格闘技系競技のような競技を瞬発系競技という。瞬発系競技でとくに威力を発揮する骨格筋は白筋（速筋）である。したがって，エネルギー供給は無酸素系であるATP-CP系や解糖系（乳酸系）に依存し，そのエネルギー源は主として糖質となる。

　瞬発系競技では，自動車に例えると高排気量のレーシングカー（エンジンそのものは大きく重たいが最大速度まで加速するのに要する時間が極短い）のように，瞬時に骨格筋の最大パワーを引き出す必要があるため，エンジンに相当する筋肉量を増大させて，単に重量加算にしかならない体脂肪を減少させることに重点を置く。そのため，食事もたんぱく質の摂取量を重視する傾向が強い。しかし，たんぱく質摂取量を増加したとしても必ずしもそれが筋たんぱく質の合成に利用されるわけではない。筋たんぱく質合成のためのたんぱく質の利用上限は2g/体重kg/日程度とされており，それを超過したたんぱく質は分解されると考えられる。

　また，1日3食におけるたんぱく質摂取の配分にも配慮が必要である。一般にたんぱく質の摂取量は，朝食や昼食に比べて夕食に多くなる傾向にある。しかし，夕食のみたんぱく質を多くするよりも，3食均等あるいは朝食においてもたんぱく質摂取を意識することが大切である（図XV-1）。この朝食でのたんぱく質摂取の効果は，ヒト（高齢女性）においてもみられている（図XV-2）。さらに，**分岐鎖アミノ酸（BCAA）**は，筋肉の合成を高める作用が強いアミノ酸であることが知られている。図XV-1および図XV-2の研究報告では，朝食での分岐鎖アミノ酸添加食の摂取は夕食での摂取に比べて筋量が増加しやすいことも報告している。

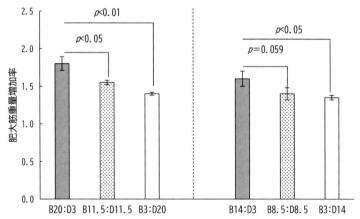

図XV-1　朝晩のたんぱく質量を変えた時の非運動群に対する運動負荷群の筋重量増加率の比較

　データは，平均値±SEM（n=5-6）。
　実験動物（マウス）を1日2食の条件下で（活動期初期の摂取を"B：Breakfast"，活動後期の摂取を"D：Dinner"と定義），1日の総たんぱく質摂取量をカゼイン23%（1食平均11.5%）またはカゼイン17%（1食平均8.5%）に揃えた上で各食餌のたんぱく質含量を変化させて2週間飼育した。

「S.Aoyama *et al.*, *Cell Reports*, **31**,
　DOI https://doi.org/10.1016/j.celrep.2021.109336, 2021」を参考に作成

ところで，なぜ朝（活動期初期）におけるたんぱく質の摂取が筋量を増加させやすいのかついて，1周期約24時間の**概日時計（体内時計）**の関与が示唆されている。様々な体内細胞に存在する体内時計は，数十種類の**時計遺伝子**と呼ばれる遺伝子群によって構成されており，生体内の概日リズム（生理機能の昼夜リズム）形成を司っていることが明らかになってきている。このときに間変わっている時計遺伝子栄養素の吸収や代謝などの生理機能の日内変動を引き起こすことから，たんぱく質やアミノ酸の摂取タイミングによる筋量増加効果にも影響すると考えられる。実際，時計遺伝子である Clock が変異した Clock 変異マウスや，Bmal1 を筋肉で欠損させた筋特異的 Bmal1 欠損マウスを用いた実験の結果，これらの遺伝子の変異あるいは欠損のあるマウスでは，活動期初期（朝食）にたんぱく質の摂取量を増やしても筋量の増加効果がみられなかったことから，摂取タイミングによる筋量の増加効果には筋肉の体内時計も関わっていることが示されている（図 XV-3）。

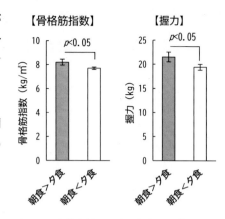

図XV-2　高齢女性における朝食と夕食のタンパク質摂取量の違いと骨格筋量および握力の比較

データは，平均値±SEM
朝食＞夕食＝18名名，朝食＜夕食＝42名

「S.Aoyama *et al.*, *Cell Reports*, **31**, https://doi.org/10.1016/j.celrep.2021.109336, 2021」を参考に作成

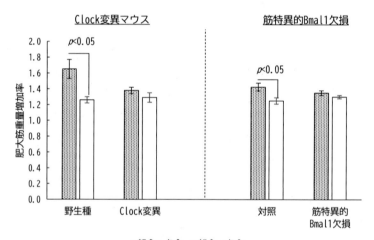

図XV-3　体内時計遺伝子機能不全マウスにおけるたんぱく質のタイミングによる筋重量増加効果の比較

データは，平均値±SEM（Clock変異 n＝4-5，Bmal1欠損 n＝10-17）。

「S.Aoyama *et al.*, *Cell Reports*, **31**, DOI https://doi.org/10.1016/j.celrep.2021.109336, 2021」を参考に作成

　なお，摂取たんぱく質をすみやかに筋たんぱく質合成に利用するためには，摂取エネルギー量が十分であることが前提である。とくに，貯蔵グリコーゲン量が枯渇している状態で運動を付加すると，たんぱく質分解（たんぱく質のエネルギー利用）を示す血中尿素窒素濃度が顕著に増大することが報告されている（図 XV-4）。グリコーゲン貯蔵量が十分でない場合，血糖維持のために筋組織への血糖取込を抑制する代わりに筋たんぱく質の異化（エネルギー利用）を亢進する結果，体タンパク質の分解が大きくなり，血清尿素窒素濃度が上昇したと考えられる。糖質を摂取するとインスリン分泌が刺激されるが，インスリンは血糖の取り込み促進だけでなくアミノ酸の取り込みを促進して，体タンパク質の合成も促されることとなる。したがって，たんぱく質と同時にある程度の糖質

摂取も筋たんぱく質の分解抑制・合成促進に効果的といえる。これらを踏まえて，筋たんぱく質の維持・増強（除脂肪体重の増量）には，高強度トレーニングの負荷だけでなく，糖質とたんぱく質を中心としたバランス（摂取タイミング）および内容に配慮した食事摂取と十分な睡眠による回復が基本となる。

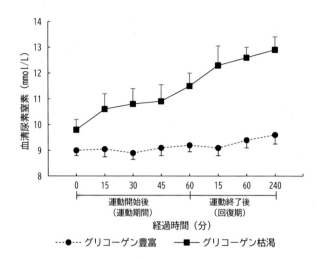

図XV-4　運蔵前の筋グリコーゲン貯蔵量と血清尿素窒素
「P.W.R.Lemon *et al.*, *J Appl Physiol.*, **48**（4），624-629,1980」を参考に作成

B．瞬発系競技における運動前・運動中・運動後の栄養補給

【運動前】

　瞬発系競技は，運動の時間が短いため，運動開始前の貯蔵エネルギー量の多少がパフォーマンスに影響を及ぼすことはほとんどなく，むしろ胃の中に食物が残っていると競技に支障をきたす。したがって，試合3時間前までには食事を済ませておき，試合開始1時間前までにしっかりと水分を補給しておく。

【運動中】

　瞬発系競技の場合，1日に予選から決勝までのように数回断続的に試合が行われることが多い。そのため，どのタイミングで食事または間食を摂取するかが重要になる。

　試合までに2時間以上ある場合は，糖質を中心とした軽めの食事の摂取とし，試合までに1〜2時間程度であれば，消化の良い小さめのおにぎりサンドイッチを数個準備して，体調や空腹の度合いで量を調整する。試合までの時間が1時間程度であれば，バナナのような果物やエネルギー補給食品を摂取し，エネルギー補給にもなるスポーツドリンクなどで水分補給もおこなう，いずれにしても，競技に支障が生じないように試合開始までに消化されるように配慮する必要がある。

【運動後】

　瞬発系競技の場合，1回の運動時間は短くても1日に数回の試合を重ねて運動時間の延べ時間数が長くなる場合は，エネルギーや水分の消費量も多くなる。そのため，水分補給をしながら糖質も摂取する。また，トレーニング終了後と同じように，筋たんぱく質の分解を抑制してすばやく回復させるために，なるべく早く糖質とたんぱく質がそろった食事を摂取するように心がける。

XV. 2 持久系競技

A. 持久系競技における栄養管理の基本

　持久系競技運動は，瞬発系競技運動に比べると瞬時に発揮する筋パワーは小さいが，有働継続時間が長いマラソンやトライアスロン，登山のような運動競技である。主として赤筋（遅筋）が使われ，長時間全身に絶えず酸素を供給するため，有酸素系のエネルギー供給（クエン酸回路と電子伝達系の協働）に依存するため，筋肉内に蓄積されたグリコーゲンと血糖からの供給だけでなく貯蔵脂肪も重要なエネルギー源となる（図XV-5）。

　持久系競技では，競技中はもちろん練習時にも長時間を要するため，単位時間あたりのエネルギー消費量は小さくても，トータル的には非常に多くのエネルギーが消費される。したがって，運動前には十分にエネルギーを蓄えておく必要がある。とくに，運動前のグリコーゲン貯蔵量が持久力に影響することから（図XV-6），翌日の運動までにグリコーゲン量を回復しておくことが大切である。

　持久系競技選手は，ハードトレーニングによって貧血の発症頻度が高い傾向にある。とくにスポーツ選手でみられる貧血を「スポーツ性貧血」というが，その見解ではいろいろな要因が重なって起きた貧血症状を指していることが多い。例えば，とくに，ランニングやマラソンなど激しいスポーツをした後に食欲が落ちてしまうことがある。その結果，十分な食事量，すなわち鉄とたんぱく質の摂取量が不足することになる。また、マラソンのような激しいスポーツを行ったときには発汗量も多い。その際に，鉄分が汗と一緒に体外へ流出する場合がある。これらによって，鉄欠乏性貧血が発症しやすい状態になる。また，激しい運動をすることで酸素の消費量が急激に増加する。この状況に身体が適応しようとして血漿量を増加することで流れを活発にするため，血中ヘモグロビンの濃度が薄くなるとともに，浸透圧の低下と運動による毛細血管衝撃が加わって溶血を引き起こす（溶血性貧血）可能性が高まる。これらを

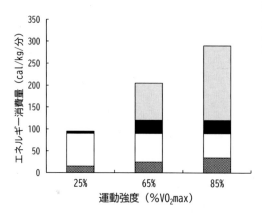

図XV-5　運動強度と運動中のエネルギー源
（図XⅢ-5再掲）

「J. A. Romijn *et al.*：Am J Physiol, 265, E380-391 (1993)」を参考に作成

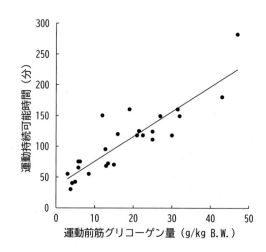

図XV-6　運動前筋グリコーゲン量と持久力の関係
（図XⅢ-6再掲）

「J Bergström *et al.*：*Diet, muscle glycogen and physical performance*, Acta Physiol Scand, *71(2), 140-150 (1967)*」を参考に作成

踏まえて，長時間の安定した酸素供給が競技成績に直接影響する持久系競技選手では，酸素運搬を担っている赤血球とその成分であるヘモグロビンを構成する鉄の摂取が不可欠であり，たんぱく質についても瞬発系競技選手ほどの摂取は不要であっても不足しないように摂取する必要がある。

　また，とくにランナーの場合，特定の部位に負荷をかけ続けることから疲労骨折の発症頻度も高い。これは，骨代謝に関連するエネルギー摂取量やたんぱく質およびカルシウムなどの摂取が必要量に満たないことが大きな原因となっているとされる。つまり，持久系運動選手はエネルギー消費が多いことに加え，貧血や疲労骨折のリ

スクも高いことから，十分なエネルギーと，赤血球・ヘモグロビンや骨の成分となる鉄やカルシウムなどのミネラルおよびたんぱく質の補給が大切である。しかし，持久系競技選手は，筋肉量も瞬発系選手のように瞬間的なパワーを発揮する必要がないことから少ないため，体格はそれほど大きくない。これは，自動車で例えると，小型で重量も軽くエンジンが小さいが1L当たりの走行可能距離が長い軽自動車のようなものである。つまり，必要以上の筋肉は錘にしかならないため，持続的に安定したパワーを発揮するだけの筋肉量で良いということである。その一方で，先に記したように単位時間当たりのエネルギー消費量は少ないが，競技開始から終了までに消費するエネルギーの総量は大きいため，体格の割には多くの食事量を摂取しなくてはならない。そこで，エネルギー源となる糖質を中心としつつ，たんぱく質や脂質も1日3回の食事において適切に配分し，十分でない場合は補食で補うように心がける。さらに，エネルギー代謝の補酵素として重要なビタミンB群や，抗酸化ビタミンであるビタミンCやビタミンEも積極的に摂取しなくてはならない。

　なお，たしかに持久系競技選手は体格が大きすぎると，時間をかけて長距離を走行するような運動に対する負荷も大きくなるため，減量を行う選手も多い。しかし，エネルギーや多くの栄養素が不足しがちとなり，急激な体重減少や慢性的減量のためにエネルギーの利用効率も低下し，貧血や疲労骨折を招きやすいという問題もある。とくに，女性アスリートの場合，体脂肪率が極端に低い選手も多いが，この場合エストロゲン分泌も低下しているだけでなく，利用可能エネルギー不足によって性腺刺激ホルモンの分泌も低下して正常な排卵が起こらなくなり，月経不順や無月経になる場合がある。とくにエストロゲン分泌の低下は，骨形成が阻害され，疲労骨折のリスクを増長する。したがって，減量を行う際は計画的に行い，除脂肪体重1kgあたり39kcal/日以上を目安として，管理栄養士の指導の下でエネルギーや各種栄養素の不足が生じないように注意しなくてはならない。

B．持久系競技における運動前・運動中・運動後の栄養補給

【運動前】

　持久系競技運動では，長時間にわたって筋運動のために筋組織へのエネルギー源を供給しつつ脳のエネルギー源である血糖を維持する必要があるため，貯蔵糖質として筋組織内で自家消費されるグリコーゲンを蓄えておく必要がある。とくに，試合時間が90分以上にわたる場合は，グリコーゲｔンローディングによって筋グリコーゲン貯蔵量をできるだけ高めておくと有利になるといえる。しかし，グリコーゲンローディングの食事内容は，日常と大きく変わるため選手にとって負担も大きくなる。また，グリコーゲン1gあたり約3gの水分を体内に保持するため，その分体重も増加することになるといったマイナス面もある。したがって，トレーニング期などを使って事前にシミュレーションを行ってメリットとデメリットを確認したうえで試合スケジュールに合わせた実施方法の調整をしておくことが必要である。その際には，糖質代謝に必要なビタミンB_1やビタミンB_2などビタミンB群の要求量も高まるため，とくに試合当日にはその補給も忘れてはならない。

【運動中】

　長時間の運動ではエネルギー消費量が大きくなり，発汗も増加し，グリコーゲンの枯渇とと水分の損失によって疲労度が高まり，運動継続が困難になるため，運動中に糖質と水分の補給が必要となる。そこで，スポーｔドリンクなどを利用して水分や糖質，電解質を補給する。とくに，トライアスロンやマラソンなどでは，その日の環境や体調，経験などを考慮して計画的に給水ポイントごとに水分補給か糖質補給かなどの目的を設定して組成を変えたドリンクを用意することも有効である。また，とくに給水ポイントが設置されておらず，必要なものをある程度携行している登山や自転車ロードレースなどでは，ドリンクだけでなく糖質補給を目的とした高糖質のエネルギー補給食品を携行して摂取することも必要である。

【運動後】

　運動によって消費したグリコーゲンと水分および電解質を速やかに補給する必要がある。このとき，糖質に関

しては，アスリートの糖質摂取に関するガイドライン（表XV-1）を参考にして，それぞれの運動後の回復時間や運動量，時期に合わせて摂取量を調節すると良い。

表XV-1　糖質摂取量の目安（表XIV-1再掲）

	状　況	糖質摂取量の目安
【1日あたりの糖質摂取量（補給，回復の目安）】		
軽度	低強度運動・技術練習	3〜5g/kg体重/日
中強度	中強度運動（1時間/日以内）	5〜7g/kg体重/日
高強度	持久系運動（1〜3時間/日程度の中〜高強度運動）	6〜10g/kg体重/日
超高強度	持久系運動（4〜5時間/日以上の中〜高強度運動）	8〜12g/kg体重/日
【急速エネルギー補給（試合や重要なトレーニング期における糖質摂取量の目安）】		
通常のエネルギー補給	90分未満の試合の準備	通常摂取量として 7〜12g/kg体重/24時間
グリコーゲンローディング	90分以上（持久系運動や間欠的運動）の試合の準備	36〜48時間かけて 10〜12g/kg体重/24時間
急速回復	次の試合までの回復時間が8時間未満の場合	試合後から4時間までの間に 1.0〜1.2g/kg体重/時間
試合・連中前の補給	運動開始まで60分以上ある場合	運動の1〜4時間前までに 1〜4g/体重kg
インターバルを含む持久運動中の補給	1時間〜2.5時間の持久系運動	30〜60g/時間
超持久的運動時の補給	2.5〜3.0時間継続される超持久系運動	90g/時間以上

「L.M.Burke *et al.*, *J Sports Sci.*, **29** (S1), S17-S27, 2011」を参考に作成

また，すでに触れたように，糖質のみの摂取ではなく，必須脂肪酸の多い良質たんぱく質も同時に摂取することで筋グリコーゲンの回復が高まる（図XV-7）だけでなく，筋組織へのアミノ酸取り込みが促進されて筋たんぱく質の再合成も高くなる（図XV-8）。

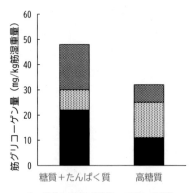

図XV-7　運動直後と2時間後の
栄養素摂取と筋グリコーゲン回復
（図XIV-4再掲）

■0〜40分　□40〜120分　▨120〜240分

「J.L. *et al.*, *J Appl Physiol.*, **93**, 1337-
1344, 2002」を参考に作成

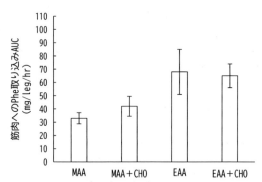

図XV-8　アミノ酸飲料摂取後1時間の筋肉への
フェニルアラニン取り込みAUC（図XIV-8再掲）

データは，平均値±SEM。
MAA：アミノ酸混合液6g（n=7）
MAA＋CHO：MAAと炭水化物35g（n=7）
EAA：必須アミノ酸混合液6g（n=6）
EAA＋CHO：EAAと炭水化物35g（n=6）

「E.Borsheim *et al.*, *Am J Physiol Endocrinol Metab.*,
283, E648-E657, 2002」を参考に作成

XV．3　球技系（瞬発系と持久系が混合した）競技

A．球技系競技における栄養管理の基本

　競技種目にっては，瞬発系と持久系が混合されたものがある。その代表的なものが球技系である。球技系の運動は，長時間の運動を継続しつつ瞬間的に爆発的なパワーを発揮する必要がある。例えば，サッカーは，15分間の休憩を挟んで45分ずつの前班・後半の90分間が基本の試合時間であるが，その間に緩急をつけた突破やターン，全力疾走でのオーバーラップ，シュートなど瞬間的な判断で瞬発的に動く必要がある。これは，バスケットボールも同様で，バスケットボールの場合，1クォーター10分の試合で合計40分間（Q1とQ2の間とQ3とQ4の間は2分間のインターバル，Q2とQ3の間は15〜20分間のハーフタイムがある）で行われ，コートがサッカーグラウンドに比べて狭い分瞬発的な要素はサッカーよりも強くなる。さらに，ラグビーでは相手選手とぶつかり合うコンタクトプレーが多くなるためより体を大きく強靭にして当たりに負けないようにする必要があり，野球の場合は，瞬発異なる的な動きの繰り返しがある。したがって，これらのいずれも瞬発的要素と持久的要素の両方を必要とするが，それぞれの球技特性や，同じ競技でもポジションによって求められる動きや力が異なるため，競技種目特性や選手のポジションなどを個々に考えて栄養管理を行う必要がある。

　共通して言えることとして筋パワーの発揮には除脂肪体重の増加が有利とされる点である。そのため，日々のトレーニングによって消費したエネルギーの補給や疲労回復のために，十分な糖質を摂取しつつ，同時に適量のたんぱく質を摂取することが重要となる。さらに，接触や衝撃に負けないための筋力だけでなく丈夫な骨格を維持・形成するために，カルシウムやビタミンDの積極的な摂取も必要である。また，靭帯に必要なコラーゲン生成に欠かせないビタミンCの摂取も大切である。

B．球技系競技におけるにおける運動前・運動中・運動後の栄養補給

【運動前】

　球技系協議では，トレーニングや試合の前には，持久系競技と同じように十分なエネルギーを蓄えておく。試合3時間前までに糖質とたんぱく質，ビタミン，ミネラルがそろった食事摂取を済ませ，その後は気温などに適したタイミングで糖質を含んだ水分や間食を適宜軽めに摂取する。ただし，ポジションによって試合中の運動量や動きが異なるため，練習試合の時などを利用して必要な量とタイミングをそれぞれ確認しておくことも勧められる。

【運動中】

　瞬発系競技に近い高強度の運動が持久系競技と同じように長時間継続されるため，エネルギーの消耗や水分と電解質の損失が大きくなる。とくに，試合後半には脱水や電解質の損失によって筋痙攣を引き起こすこともある。そのため，選手交代やタイムアウトの時など試合が一時的に中断されるタイミングを利用して水分と電解質のおよび必要に応じて糖質の補給ができるようにスポーツドリンクなどを積極的に利用することが望まれる。ハーフタイムのように一定時間の休憩がある場合には，十分な水分と電解質の補給と共に，エネルギー補給食品やバナナのように糖質とビタミンやカリウムのような電解質の豊富な果物（果物によってはクエン酸も含まれる）を，胃と運動の負担にならない程度摂取することで，試合後半のためのエネルギーを少しでも回復させておく。

【運動後】

　エネルギー消費量が非常に大きいため，練習や試合後は速やかに糖質とたんぱく質を同時に摂取し，疲労回復を促す。糖質やたんぱく質の負荷量はガイドライン等（表XV-1，表XV-2）を参考にしつつ，個人の運動量や時期などに応じて調節すると良い。まや，発汗量も多いため，水やミネラル，水溶性ビタミンの補給も大切である。

表XV-2　運動選手のたんぱく質の推定平均必要量
（表XIV-2再掲）

運動の内容	たんぱく質推定平均必要量 (g/体重kg/日)
積極的に運動をしていない人	0.8〜1.0
余暇レベルの持久系運動[1]	0.8〜1.0
中強度持久系運動[2]	1.2
一流の持久系運動選手	1.6
フットボール選手	1.4〜1.7
瞬発系運動（安定期）	1.0〜1.2
瞬発系運動（トレーニング初期）	1.5〜1.7

[1]　55%VO_2maxの運動を30分間，1週間に4〜5日
[2]　45〜60分の運動を1週間に4〜5日

「L.M.Burke and V.Deakin eds, *Clinical Sport Nutrition*, Mc-Graw-
Hill, p.109,2002」を参考に作成

XV.　4　サプリメントとドーピング

　ドーピングとは，スポーツにおいて禁止しさえている物質や方法によって人為的に競技能力を急激に増強して自分だけが優位に立って勝利を得ようとする行為である。意図的であるかどうかにかかわらず，ルール違反となる方法や，それらの行為を隠ぺいすることもドーピングに位置づけられる。

　市販薬などにおいても，交感神経を刺激することで気管支を広げて呼吸を楽にし，咳を鎮める成分として総合感冒薬に配合されているエフェドリンや，漢方役に含まれる麻黄（マオウ）なども興奮性がある。また，点鼻薬や鼻炎薬にも同様に興奮剤が含まれることがある。とくに漢方薬であっても，天然植物や鉱物から得られる生薬を複数調合したものであるため，道成分が含まれる可能性もあるため注意が必要であり，必要に応じて担当医や薬剤師に確認する。

　サプリメントとして市販される製品の中にも禁止物質が混入していることが否定できないことがあり，問題にもなっている。サプリメントは食品に位置づけられるが，原材料や含有成分の全てを表示する義務はない。そのため，予期せず禁止物質が含まれる恐れもあり，とくに海外から個人輸入するときには最新の注意が必要である。2019年に日本アンチ・ドーピング機構（Japan Anti-Doping Agency：JADA）によって「スポーツにおけるサプリメントの製品情報公開の枠組みに関するガイドライン」が策定されており，サプリメントによるドーピング違反の発生リスク低減と情報発信の枠組みが示されている。

索 引

著者略歴

山内　有信 (やまうち　ありのぶ)
博士（農学）・修士（栄養学）・管理栄養士

［学歴］
1993 年　徳島大学医学部栄養学科卒業
1995 年　徳島大学大学院栄養学研究科博士前期課程修了
2014 年　愛媛大学連合大学院農学研究科（論文博士）

［職歴（専任）］
1995 年　学校法人鈴峯学園　鈴峯女子短期大学食物栄養科　講師　着任
　　　　　学校法人修道学園（旧　学校法人鈴峯学園）
　　　　　　鈴峯女子短期大学食物栄養学科/専攻科栄養専攻　准教授　を経て
2017 年　学校法人修道学園　広島修道大学健康科学部　教授　着任

健康・スポーツの栄養学

2023 年 11 月 24 日　　初版発行

著　者　　**山内　有信**

発行所　　株 式 会 社　三 恵 社
〒462-0056　愛知県名古屋市北区中丸町2-24-1
TEL 052(915)5211
FAX 052(915)5019
URL http://www.sankeisha.com